Avni Bhasin
Surendra Kumar
Shilpa Shetty

Dentisteria Forense: Uma Perspetiva Protética

Avni Bhasin
Surendra Kumar
Shilpa Shetty

Dentisteria Forense: Uma Perspetiva Protética

ScienciaScripts

Imprint

Cover image: www.ingimage.com

This book is a translation from the original published under ISBN 978-3-659-89281-3.

Publisher:
Sciencia Scripts
is a trademark of
Dodo Books Indian Ocean Ltd. and OmniScriptum S.R.L publishing group

120 High Road, East Finchley, London, N2 9ED, United Kingdom
Str. Armeneasca 28/1, office 1, Chisinau MD-2012, Republic of Moldova, Europe
Managing Directors: Ieva Konstantinova, Victoria Ursu
info@omniscriptum.com

Printed at: see last page
ISBN: 978-620-8-58233-3

ÍNDICE

CAPÍTULO 1. INTRODUÇÃO

O edentulismo é prevalente em 18% dos idosos na Índia. Com cerca de metade deles a usar próteses, isto equivale a aproximadamente 8 milhões de pessoas, e este número irá aumentar ainda mais, não só devido ao aumento da esperança de vida, mas também devido a uma maior consciencialização de que o edentulismo pode ser tratado. Com mais de 250 instituições de ensino superior de medicina dentária e hospitais em zonas urbanas, semi-urbanas e rurais, existe atualmente um maior acesso aos cuidados de saúde oral, o que também tornou o tratamento dentário mais acessível.[1]

As pessoas idosas podem perder ou deslocar as suas próteses devido a várias razões, algumas das quais incluem a perda de memória, a confusão e a falta de consciência. Enquanto 81% dos idosos vivem com as suas famílias, os restantes vivem sozinhos ou em instituições.[1] O colapso do sistema tradicional de família conjunta, a escassez de espaço nas habitações das regiões urbanas, a espiral do custo de vida e a tendência de ambos os sexos para exercerem uma atividade profissional estão a resultar numa acentuada retirada do apoio familiar aos idosos. Assim, a assistência aos idosos tornar-se-á cada vez mais institucionalizada.

Atualmente, existem cerca de 685 instituições geriátricas na Índia, com cerca de 16.000 habitantes.[1] Com os incentivos e o apoio financeiro do governo para a criação de instituições para idosos, este número irá certamente aumentar. Os factores anteriores, nomeadamente:

(a) uma grande proporção de pessoas idosas e um elevado número de indivíduos desdentados e portadores de próteses,

(b) a colocação incorrecta ou a perda de próteses dentárias pelos idosos e o efeito do edentulismo na qualidade de vida; e

(c) uma tendência crescente de cuidados institucionais para os idosos, que justifica a adoção e a utilização rotineira de marcadores de próteses.

Fundamentação das próteses forenses[2]

Para a identificação forense, as vítimas que possuem toda ou a maior parte da sua dentição têm caraterísticas físicas necessárias para a identificação, mas as que não possuem quaisquer dentes carecem dessa informação. Na odontologia forense podem ser utilizadas informações para além da descrição da dentição, tais como próteses dentárias identificadas, que são fundamentais para efeitos de identificação após catástrofes em massa, sejam elas naturais, acidentais ou intencionais, como acidentes com incêndios, inundações, tsunamis, terramotos, violência comunitária ou acidentes aéreos.

A etiquetagem de próteses também evita a confusão de próteses que se misturam em instituições geriátricas, instituições mentais e em casos de doentes hospitalizados inconscientes em que os cuidadores mantêm as próteses. Para além disso, os laboratórios dentários são também uma área de preocupação onde um grande número de próteses chega para reparação e é fabricado.

A marcação de próteses também pode ser útil para descobrir o molde e a cor corretos dos dentes para a substituição de próteses dentárias partidas, incorporando esses detalhes na prótese. Assim, o objetivo da marcação de próteses não é apenas ajudar a devolver uma prótese perdida, mas também facilitar a identificação de pessoas desdentadas, vivas ou falecidas.

CAPÍTULO 2. PAPEL E ÂMBITO DA MEDICINA DENTÁRIA FORENSE

A odontologia forense foi definida como a aplicação da ciência dentária à administração da lei e à promoção da justiça. Envolve o manuseamento, o exame e a apresentação corretos das provas dentárias, tanto em matéria civil como penal. O seu papel principal consiste na identificação pessoal dos vivos e dos mortos, que podem ser vítimas de actividades criminosas, de catástrofes em massa ou de acontecimentos acidentais. Também se ocupa da determinação da idade das pessoas e da investigação de marcas de dentes na pele e de qualquer outra substância que possa ter significado forense.[3]

Através da especialidade de odontologia forense, a medicina dentária desempenha um papel pequeno mas significativo no processo da lei e da ordem. Ao identificar as vítimas de crimes e desastres através dos registos dentários, os dentistas ajudam as pessoas que estão envolvidas na investigação criminal. Fazendo sempre parte de uma equipa maior, este pessoal dedica-se aos princípios comuns de todos os envolvidos no trabalho forense: os direitos dos mortos e daqueles que lhes sobreviveram.

A identificação de restos dentários é de importância primordial quando a pessoa falecida está esqueletizada, decomposta, queimada ou desmembrada. A principal vantagem das provas dentárias é o facto de, ao contrário de outros tecidos duros, serem frequentemente preservadas após a morte.[4]

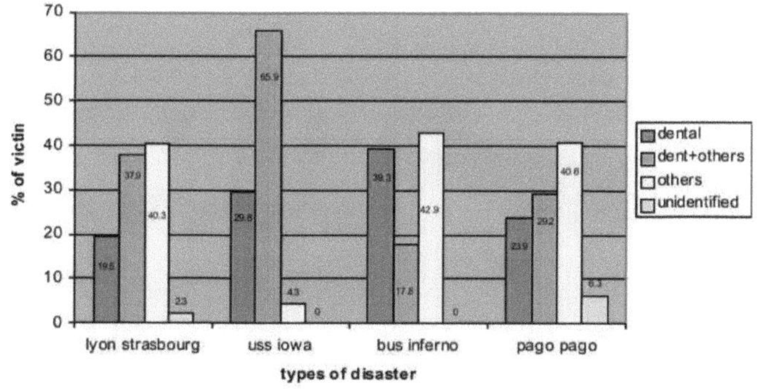

Tipos de catástrofes e modos de identificação das vítimas

A ciência da odontologia forense limita-se basicamente às estruturas craniofaciais. Os dentes e as suas restaurações, as próteses dentárias, o padrão das trabéculas ósseas, a configuração dos seios aéreos e a morfologia oro-facial geral fornecem uma grande quantidade de informações. A capacidade de reconhecer, recolher, preservar, organizar, documentar e apresentar essas informações é o cerne da medicina dentária forense.

Harvey definiu a medicina dentária forense como o ramo da medicina forense que, no interesse da justiça, se ocupa do tratamento e exame adequados das provas dentárias, com a avaliação e apresentação corretas dos resultados dentários[5].

Método comparativo de identificação dentária

O método comparativo de identificação dentária envolve o estabelecimento, com o mais elevado grau de certeza, de que os restos mortais do falecido no local do acidente ou da morte e os pormenores nos registos dentários ante mortem são do mesmo indivíduo para confirmar a identidade do indivíduo. Neste caso, o dentista forense prepara um registo dentário post mortem através de um exame cuidadoso, da elaboração de gráficos e de descrições escritas de todas as estruturas dentárias, juntamente com as radiografias como prova adicional de apoio[6]. Uma vez concluído o registo post mortem, deve ser feita uma comparação sistemática e metódica entre os registos dentários ante mortem e post mortem, examinando cada um dos dentes e as estruturas circundantes. Embora as restaurações dentárias desempenhem um papel significativo no processo de identificação, outras caraterísticas adicionais podem também ser úteis.

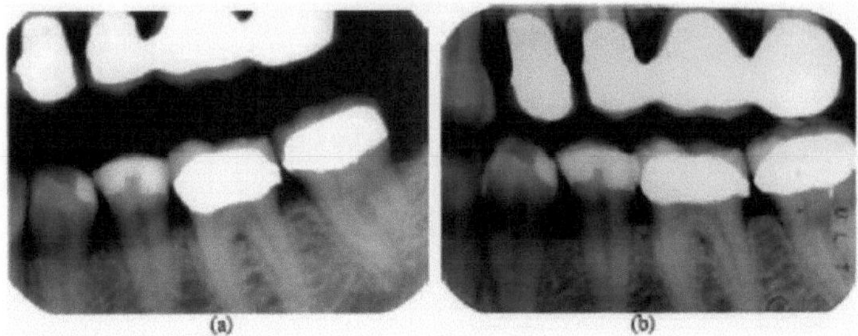

Radiografias dentárias Post Mortem e Ante Mortem com muitas restaurações

O manual da American Society of Forensic Odontology (ASFO) e as diretrizes para a identificação de cadáveres do American Board of Forensic Odontology (ABFO) fornecem numerosas caraterísticas adicionais que devem ser procuradas no processo de identificação.[7] As semelhanças e discrepâncias devem ser cuidadosamente anotadas no momento da comparação dos registos.[8]

As discrepâncias podem ser de dois tipos: explicáveis ou inexplicáveis. As discrepâncias explicáveis são aquelas para as quais pode ser razoavelmente aceite uma explicação, tendo em conta o tempo decorrido entre o registo dos resultados ante mortem e post mortem. Por exemplo, um dente presente nos registos ante mortem que está ausente nos registos post mortem (pode ter sido extraído depois de os resultados ante mortem terem sido registados e antes da morte), uma restauração que é mesio-oclusal (MO) nos registos ante mortem e mesio-ocluso-distal (MOD) nos registos post mortem (pode ter sido feita uma extensão distal adicional no período de tempo decorrido entre os registos ante mortem e post mortem). As discrepâncias inexplicáveis são aquelas para as quais não é possível apresentar uma explicação e, por conseguinte, têm de ser excluídas. Por exemplo, um dente permanente registado como já extraído no registo ante-mortem está presente no registo post-mortem.

É possível tirar uma série de conclusões após a comparação dos registos ante-mortem e post-mortem. O American Board of Forensic

Odontologia (ABFO), no entanto, recomenda que estas sejam limitadas a quatro conclusões, a saber[9]

1. Identificação positiva: Pode ser dada quando os resultados ante-mortem e post-mortem coincidem em pormenores suficientes, sem qualquer discrepância inexplicável, para dar a impressão de que provêm do mesmo indivíduo.

2. Identificação possível: Neste caso, os achados ante-mortem podem ser consistentes com os achados post-mortem, mas uma identificação positiva com certeza pode não ser estabelecida devido à má qualidade dos restos mortais post-mortem ou dos registos dentários ante-mortem.

3. Provas insuficientes: As informações contidas nos registos dentários ante-mortem e post-mortem são insuficientes para tirar qualquer tipo de conclusão.

4. Exclusão: Os resultados dos registos dentários ante-mortem e post-mortem são claramente inconsistentes no que diz respeito a muitas caraterísticas.

Um facto a ter em conta no momento da elaboração de uma conclusão é que não existe um número mínimo definido de caraterísticas ou pontos concordantes que devam ser combinados para estabelecer uma identificação positiva. Um único dente com pormenores únicos suficientes pode ser de grande ajuda para estabelecer uma identificação positiva, ao passo que uma série de radiografias de boca inteira pode não ter qualquer utilidade se não tiver os pormenores únicos necessários.

Aspeto protético[10]

A maioria das identificações dentárias baseia-se em restaurações, cáries, dentes em falta e/ou dispositivos protéticos, tais como próteses parciais e totais removíveis, que podem ser facilmente documentadas no registo. A marcação de dentaduras é aceite como meio de identificação de dentaduras e de pessoas em instituições geriátricas, ou post-mortem durante a guerra, crimes, distúrbios civis, catástrofes naturais e de massa.

A identificação de um cadáver por meios dentários torna-se mais difícil se faltarem alguns ou todos os dentes, uma situação que se verifica normalmente em grupos etários mais velhos. Felizmente, algumas dentaduras estão marcadas e podem ser atribuídas a um determinado proprietário, mas é essencial, nestes casos, demonstrar que a dentadura foi usada pela vítima e não foi descartada no local do crime por outra pessoa.

O material de que a dentadura foi feita ajuda por vezes na identificação, e o tipo de dentes colocados na dentadura e o padrão de fabrico também podem servir como indicadores úteis.

Uma carreira em odontologia forense[11]

Formação e certificação

Os dentistas forenses devem primeiro obter o grau de Doutor em Ciências Dentárias, um processo que normalmente demora quatro anos após a conclusão de um programa de graduação. Devem então completar uma formação prática extensiva em métodos forenses, muitas vezes trabalhando ao lado de um dentista forense veterano. Além disso, algumas universidades oferecem programas de pós-graduação em odontologia forense, como o Fellowship in Forensic Odontology oferecido pelo University of Texas Health Science Center, San Antonio. Muitos dentistas forenses também obtêm certificação, como a oferecida pelo American Board of Forensic Odontology. Para se qualificarem, os dentistas devem completar 30 casos, participar em reuniões e programas de formação e passar num exame de certificação.

Ambiente de trabalho

A maior parte dos dentistas forenses ocupam cargos a tempo inteiro em medicina dentária geral, contribuindo para as investigações criminais numa base "conforme necessário". Por exemplo, podem ser chamados para incidentes com vítimas em massa, como acidentes de avião, ou podem ajudar a identificar restos mortais muito decompostos. Quando examinam apenas um corpo, trabalham normalmente no laboratório, mas quando identificam várias vítimas, trabalham frequentemente no local. Têm de estar disponíveis a qualquer momento e podem ser obrigados a trabalhar horas longas e irregulares, especialmente quando respondem a eventos de trauma coletivo. O trabalho pode criar um stress físico e emocional significativo, especialmente quando se deslocam a locais de catástrofe ou de crime.

Identificação da vítima

Grande parte da medicina dentária forense envolve a identificação de vítimas de crimes, traumas ou desastres. Os dentistas forenses assistem normalmente à autópsia, onde tiram fotografias, radiografias, impressões dentárias e medições do crânio da vítima. Comparam estes registos com os de pessoas dadas como desaparecidas ou com os de uma pessoa que se pensa ser a vítima. Mesmo que não consigam determinar a identidade da vítima, podem muitas vezes estimar a idade dos restos mortais, ajudando a polícia a restringir as suas buscas.

Investigação criminal

Os dentistas forenses também prestam assistência em casos de agressão, abuso e homicídio, ajudando a polícia a desvendar a sequência dos acontecimentos ou a identificar suspeitos. Por exemplo, podem comparar uma marca de dentada encontrada num suspeito com a de uma vítima, mostrando que os dois se envolveram numa luta. Podem também colocar um suspeito no local do crime, comparando as suas impressões dentárias com as encontradas em provas como pastilhas elásticas descartadas. Em casos de suspeita de abuso, podem por vezes determinar um padrão de lesões repetidas e deliberadamente infligidas.

<u>Medicina dentária forense na Índia e no estrangeiro</u>

A odontologia forense é uma disciplina bem desenvolvida e amplamente aceite nos tribunais dos países avançados. Na Índia, porém, o seu desenvolvimento é lento e só recentemente foi reconhecida como um ramo distinto. Os agentes de investigação da polícia, os médicos, os dentistas e os funcionários judiciais ainda não estão devidamente conscientes do âmbito e da utilidade da odontologia forense. Todos estes funcionários precisam de ser devidamente orientados para utilizarem plenamente os benefícios dos vários aspectos da odontologia forense.[12]

No Reino Unido, o Serviço Nacional de Saúde paga uma taxa ao dentista para marcar os pacientes que estão em lares de "cuidados".[11] Nos EUA, a marcação de próteses é obrigatória em 21 estados, e o número de segurança social do indivíduo é marcado. Na Austrália, são usados os números de contribuinte, enquanto que na Suécia, a identidade pessoal única da pessoa é marcada.[13] Na Índia, a marcação de dentaduras não é ensinada nem praticada em nenhuma faculdade de medicina dentária de forma rotineira.[14]

CAPÍTULO 3. HISTÓRIAS DE CASO

Primeira identificação dentária

Paul Revere construiu uma ponte dentária para o seu amigo Dr. Joseph Warren. Eventualmente, uma bala que perfurou a sua cabeça na batalha de Bunker Hill matou Warren. O seu corpo foi enterrado pelos britânicos numa vala comum. Um ano mais tarde, quando as forças britânicas se retiraram de Boston, o povo de Massachusetts quis dar um enterro digno ao Dr. Joseph Warren. No entanto, não conseguiram identificar o corpo de Warren, pois todos os corpos da vala comum estavam muito decompostos. O corpo do Dr. Joseph Warren foi mais tarde identificado por Paul Revere pelo trabalho em marfim que este tinha feito para o seu amigo quando vivo. Este foi considerado o primeiro caso de identificação por um dentista.[15]

Primeira identificação dentária aceite por lei

A prova dentária foi aceite pela primeira vez nos Estados Unidos no caso Webster-Parkman, em 1849, em Boston. Webster, professor de Química na Faculdade de Medicina de Boston, pediu dinheiro emprestado ao seu colega Dr. Parkman, que exigia incansavelmente o seu reembolso. Incapaz de pagar a quantia, Webster planeou matar o Dr. Parkman. Webster convidou o Dr. Parkman para o seu laboratório no [dia] 23 de novembro de 1894, prometendo-lhe o reembolso. Depois disso, o Dr. Parkman nunca mais foi visto. Após receberem uma queixa, as autoridades fizeram uma busca minuciosa no laboratório de Webster, onde foi encontrado o tronco de um corpo humano com uma coxa esquerda, alguns ossos e alguns dentes artificiais. Quando os restos mutilados foram reunidos, correspondidos e ajustados, concluiu-se que pertenciam ao Dr. Parkman. O dentista do Dr. Parkman, Dr. Nathan C. Keep, teve um papel importante na identificação do Dr. Parkman.[16]

Primeira identificação dentária numa catástrofe em massa

Segundo o Dr. Oscar Amoedo, professor da Faculdade de Medicina Dentária de Paris, considerado o pai da odontologia forense, o primeiro caso de identificação dentária em que um grande número de vítimas perdeu a vida ocorreu em Paris, em 1897. Um incêndio num bazar de caridade causou 126 mortes. Neste caso, os registos dentários antemortem foram comparados com os registos dentários post-mortem para a identificação dos mortos. [17]

Identificação com prótese

A condessa de Salisbury foi queimada na casa de Hatfield em 1835. O corpo foi carbonizado de forma irreconhecível por meios visuais. Foi identificada pela sua dentadura de ouro[16].

Identificação de Hitler

Bagi BS mencionou em 1977 que os corpos de Hitler e da sua amante Eva Braun foram identificados pelo seu dentista, Kathe Hensrman Fritz Echtmann, utilizando registos dentários.[15]

A descoberta, a 1 de maio de 1945, pelas tropas russas, dos corpos gravemente queimados de Adolf Hitler e Eva Braun e a subsequente identificação dos restos mortais foi feita exclusivamente com base em provas dentárias. O Dr. Hugo Johannes Blaschke, formado nos Estados Unidos, era o dentista de Hitler e foi a partir dos seus registos e das provas das radiografias do seio frontal, que podem ser tão únicas como as impressões digitais, e do trabalho de coroas e pontes feito por Fritz Echtmann, que os corpos de Hitler e Eva acabaram por ser formalmente identificados.[18]

Identificação do general Zia-Ul-Haq

Sansare K referiu em 1995 que o General Zia-Ul-Haq, falecido Presidente do

Paquistão, morreu em 1988 num acidente de avião. O seu corpo foi identificado pela sua dentição[19].

Diversos

No caso Dobkin, em Londres, em 1942, o corpo de Rachel Dobkin foi identificado pelo seu dentista, o Sr. Barnet Kopkin. Ele fez um esboço dentário antes de ver o corpo e reconheceu as suas obturações quando viu o corpo. Harry Dobkin, o seu então marido, foi considerado culpado de homicídio e enforcado no HMP Wandsworth em janeiro de 1943.[18]

Nos assassinatos de Acid Bath, cometidos por John George Haigh em Crawley, Sussex, em 1949, foram as dentaduras que provaram a identidade da Sra. Durand-Deacon, embora as pessoas frequentemente só se lembrem dos três cálculos biliares de colesterol puro. Apenas os humanos produzem cálculos de colesterol puro, mas os cálculos biliares não eram suficientemente únicos para permitir a sua identificação. O que Haigh não sabia era que as dentaduras de acrílico só se dissolvem muito lentamente em ácido sulfúrico concentrado. Nunca foram encontrados quaisquer vestígios das outras cinco pessoas desaparecidas. Considerado culpado de homicídio após uma deliberação de apenas 18 minutos, Haigh foi enforcado em HMP Wandsworth a 10 de agosto de 1949.

CAPÍTULO 4. MARCAÇÃO DE PRÓTESES

A maioria das associações dentárias internacionais e os odontologistas forenses recomendam a etiquetagem de todas as dentaduras. De facto, em alguns países e em cerca de 20 estados dos EUA, a rotulagem das próteses dentárias é regulada por legislação.

As dentaduras etiquetadas podem ser importantes para identificar pessoas que perderam a memória, em estados de inconsciência ou para identificar os corpos das pessoas que morreram em acidentes, desastres e calamidades naturais. Como parte das obrigações da profissão, um dentista tem de manter registos dentários meticulosos dos seus pacientes. Isto inclui a documentação da identidade das próteses dentárias.

A identificação de dentaduras fornece pistas vitais para reconhecer o portador da dentadura e assume um significado vital, especialmente num cenário forense, encerrando efetivamente o caso. Alternativamente, se um indivíduo desdentado estiver envolvido numa catástrofe desfigurante, torna-se mais fácil identificar a pessoa se as suas dentaduras estiverem codificadas ou marcadas de forma única. A identificação positiva da dentadura é normalmente efectuada através de um código de identificação minúsculo e discreto incorporado na base da dentadura.

As diretrizes do American Board of Forensic Odontology indicam que a maioria das identificações dentárias se baseia em restaurações, cáries, dentes em falta e/ou dispositivos protéticos.[21]

A identificação é um requisito essencial de qualquer investigação médico-legal, uma vez que uma identidade incorrecta pode constituir um problema para a justiça. A identificação positiva através de próteses etiquetadas desempenha um papel fundamental na investigação forense. Estão disponíveis vários sistemas de marcação que podem ser classificados, em termos gerais, em métodos de marcação à superfície ou métodos de inclusão .[22]

MÉTODOS DE SUPERFÍCIE

No método de marcação de superfície, as marcas estão localizadas numa das superfícies da prótese e podem ser feitas através de "traçar ou gravar" a própria prótese.[23] Nesta técnica, as letras ou números são gravados com uma pequena broca dentária redonda na superfície da prótese total maxilar. Esta gravação pode causar efeitos prejudiciais, como o alojamento de restos de comida, levando a uma infeção bacteriana.[14]

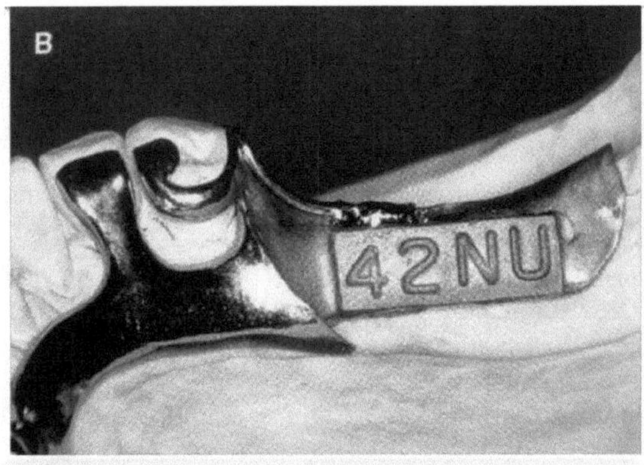

Gravação

Outra técnica de marcação de superfície, "embossing", consiste nas iniciais do nome e apelido do doente que são riscadas com uma broca dentária no molde mestre.[23] Esta marca negativa cortada no molde produz uma marca de identificação positiva em relevo na superfície de encaixe da prótese processada. No entanto, esta técnica tem sido associada a malignidade, possivelmente devido à irritação contínua dos tecidos, e pode não ser um método ideal para a marcação de próteses[24]. Além disso, pode resultar numa armadilha de placa que pode contribuir para infecções por cândida[25]. Uma melhor maneira é cobrir a marcação em relevo na estrutura da prótese com o acrílico da base da prótese e processá-la até ao estado acabado para que não cause irritação ao tecido.

Matsumura et al[26] descreveram um método simples para identificar a nacionalidade do utilizador de uma prótese, marcando o código telefónico do país dentro da base da prótese. Foi preparado um padrão de cera para a estrutura da prótese no molde refratário. Um pedaço de fita adesiva com o código do país (81, Japão) e a abreviatura da clínica dentária , onde a prótese foi fabricada, foi colocado na estrutura metálica. Foi fundida uma liga de titânio-alumínio-nióbio no molde e a prótese foi depois fabricada pelo método convencional. A fundição reproduziu satisfatoriamente as letras em relevo, e a placa era identificável através da resina acrílica da base da prótese. Uma vez que uma placa de metal em relevo integrada com o esqueleto é incorporada no material de resina da base da prótese, esta técnica de marcação de próteses serve como um procedimento simples para a inserção de uma marca de identificação de prótese não degradável que permite identificar a nacionalidade do utilizador da prótese.

Escrever na superfície de ajuste do tecido ou na superfície polida da superfície da prótese acabada com uma caneta de ponta de fibra é outro tipo de marcação de superfície.[23] Os detalhes de identificação do doente são depois cobertos por pelo menos 2 camadas finas de verniz que prolongam a vida da marcação. O verniz utilizado é feito através da dissolução de 5 g de polímero de resina acrílica em 20 ml de clorofórmio e é barato e não é afetado por produtos de limpeza de próteses, anti-sépticos e colutórios. Heath utilizou um método de escrever na superfície da dentadura utilizando uma caneta ou lápis à base de álcool, antes de cobrir a marca de identificação com um polímero transparente de base de dentadura dissolvido em clorofórmio. Este método de marcação de dentaduras satisfaz certamente os critérios para um marcador de base de dentadura ideal em termos de simplicidade e baixo custo; contudo, tem uma ou duas desvantagens. Em primeiro lugar, a marca de identificação possui uma fraca resistência à abrasão e, por conseguinte, não pode ser considerada permanente. Em segundo lugar, o clorofórmio é um conhecido carcinogéneo e, por isso, é axiomático que deveria ter sido usado um solvente não citotóxico.[25]

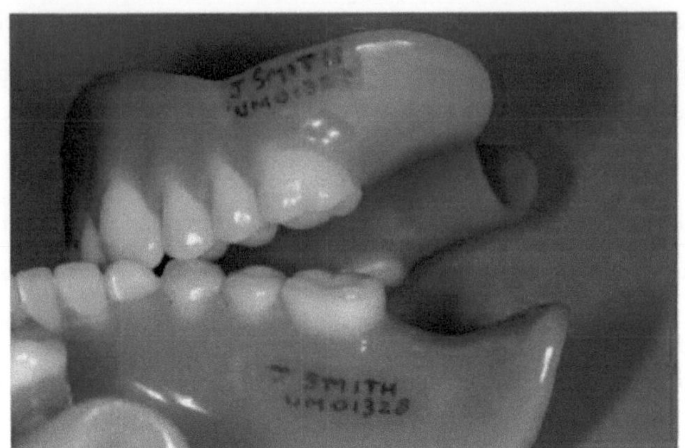

Método de Heath utilizando uma caneta e clorofórmio

Stevenson descreveu uma forma mais durável e mais barata de marcação de próteses, na qual se utiliza uma lâmina de bisturi para marcar um número de série no flange distobucal da prótese. A marca é depois realçada com um lápis de grafite. A técnica foi desenvolvida pela Columbus Society Operation Identification Committee e foi usada para marcar 275 dentaduras para residentes em 16 lares de idosos durante a Operation Ident. em 1982. A técnica foi considerada bem sucedida devido ao facto de não terem sido comunicados quaisquer problemas ou queixas. Este último comentário é um pouco surpreendente, uma vez que a técnica parece bastante rudimentar, inestética e possui um fraco potencial em termos de resistência à placa bacteriana e ao fogo.

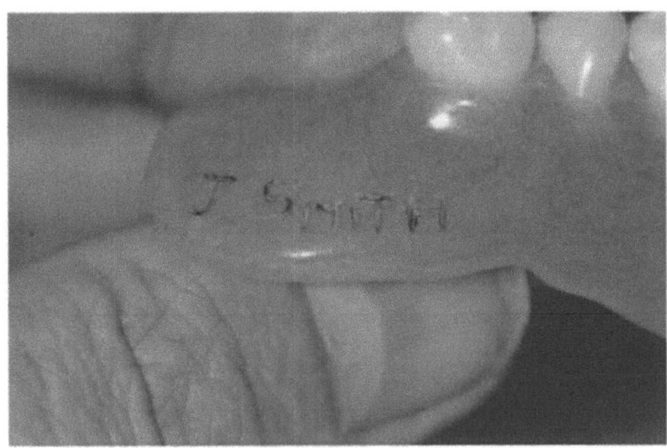

A técnica de Stevenson utiliza uma lâmina de bisturi e grafite

MÉTODOS DE INCLUSÃO

A gravação da superfície pode causar efeitos prejudiciais, tais como o alojamento de resíduos alimentares que resultam em infeção bacteriana e diminuição da resistência da prótese. Os marcadores de superfície podem ser rapidamente removidos por abrasivos, produtos de limpeza de próteses e agentes anti-sépticos / colutórios. Estudos revelaram que a gravação de iniciais na superfície de entalhe das dentaduras está associada a malignidades devido à irritação constante dos tecidos. Além disso, verificou-se que os métodos de inclusão são mais permanentes do que os métodos de marcação de superfície relativamente simples.[27]

No entanto, estas técnicas requerem certas competências e consomem muito tempo. As marcas são feitas utilizando materiais metálicos ou não metálicos, microchips e microetiquetas, que são colocados na prótese na fase de embalagem. Por vezes, pode ocorrer uma deslocação, um enrugamento ou um rasgão, o que prova ser uma desvantagem como método de identificação.[23]

a) Banda ID

As próteses podem ser marcadas com uma banda metálica de aço inoxidável. Os materiais resistentes ao fogo mais utilizados são a folha de titânio e a banda Ho Matrix, que contém um sistema de codificação identificável que representa os dados do doente.[23] Prepara-se um recesso raso para a banda metálica na base da prótese, no local desejado, com um comprimento 6 mm maior do que a banda de identificação. A preparação é 3 mm mais profunda do que a espessura da banda metálica. Coloca-se uma pequena quantidade de resina acrílica transparente no fundo da reentrância preparada, sobre a qual se coloca uma banda metálica e se examina o seu ajuste correto. A banda é coberta com resina acrílica transparente, aparada e acabada da forma habitual. O aço inoxidável tem uma boa biocompatibilidade e uma elevada resistência à corrosão no ambiente oral e não provoca quaisquer alergias.[28]
A banda de identificação sueca tornou-se agora o padrão internacional entre as bandas de identificação.[29] É resistente a temperaturas muito elevadas (até 1100°C), é barata,

rápida, não requer equipamento ou formação especial, é legível, radiopaca e cosmeticamente atractiva[30], embora uma inserção metálica cause inevitavelmente o enfraquecimento da prótese nesse ponto, criando um plano de clivagem.[14]

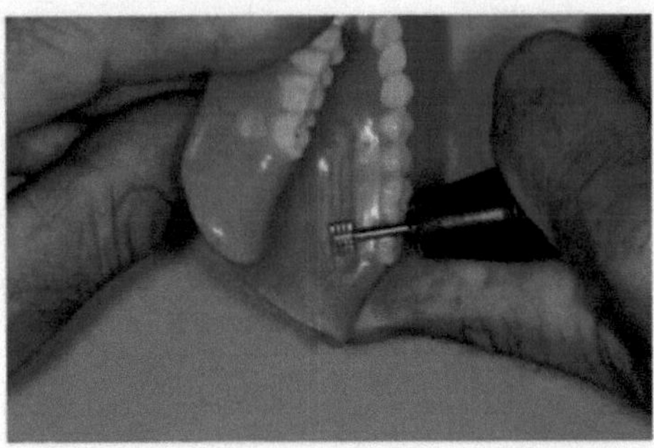

Uma broca limitadora de profundidade está a ser utilizada para produzir uma cavidade para uma banda de identificação metálica.

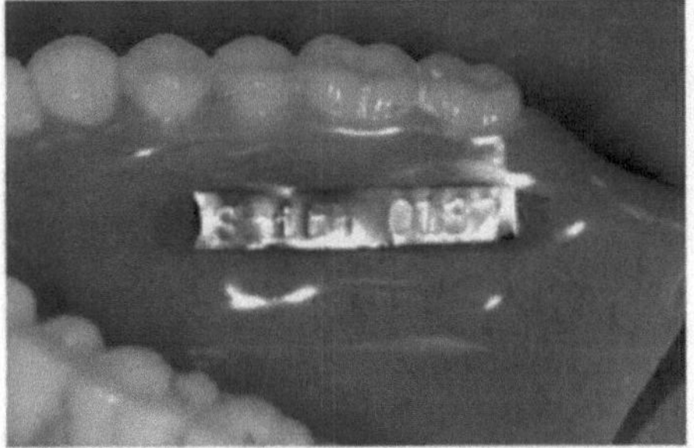

A banda de identificação de metal concluída in-situ.

Dippenaar descreveu uma técnica na qual as bandas de metal macio enroladas eram enterradas em dentaduras fabricadas. Uma banda de metal macio padrão é digitada ou gravada com os detalhes do paciente antes de ser enrolada e inserida numa cavidade pré-perfurada com cerca de 2-3 mm de largura. Um pequeno tampão de cera é então colocado sobre a banda de metal antes de preencher o resto da cavidade com resina auto-polimerizável. Numa primeira inspeção, este método parece superior ao de outros métodos de inclusão em termos de estética e resistência ao fogo, no entanto, a técnica foi criticada por Bernitz, afirmando que "não tem qualquer valor na identificação quotidiana, uma vez que a marcação não é facilmente visível".

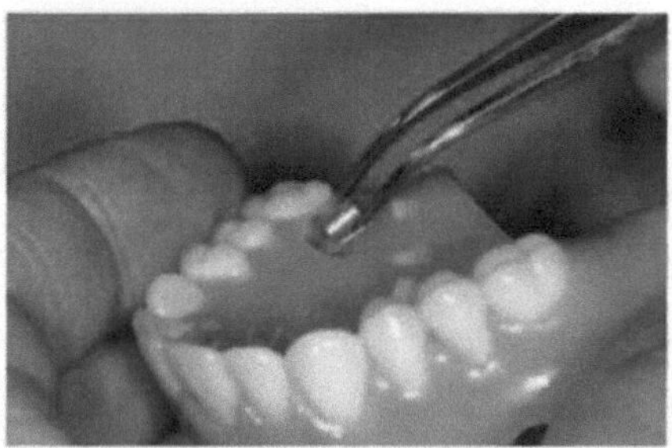

Um rolo de identificação de metal a ser colocado numa cavidade preparada. Quando concluído, o rolo é invisível e, por conseguinte, não é facilmente detetável para uso forense ou clínico.

b) Tiras de papel

Este método é uma alternativa menos dispendiosa, utilizando um pedaço de papel "pele de cebola". A superfície de encaixe da resina acrílica situada palatalmente entre a crista e o centro do palato é humedecida com monómero num pequeno pincel. A tira de papel dactilografado é colocada sobre esta superfície e o papel é humedecido com monómero. O polimetilmetacrilato (PMMA) transparente ou cor-de-rosa é então colocado sobre o papel antes do fecho final do frasco de prótese.[31] O método Vestermarks utiliza papel cor-de-rosa e inscrição vermelha[2] e a tira de papel pode não sobreviver a um incêndio.[23]

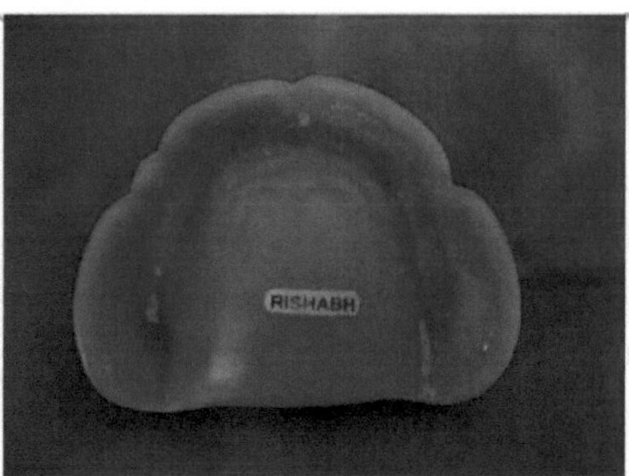

Lose descreveu um desses métodos em que o nome do doente é dactilografado num pedaço de papel "casca de cebola", como o utilizado para separar folhas de cera de placa de base. Afirmou que o método era "simples, não consumia muito tempo e era eficaz". No entanto, esta última afirmação só pareceria exacta se não tivessem ocorrido agressões peri-mortem. Por exemplo, um tal sistema seria ineficaz contra o fogo.[25] Mahoorkar e Jain defenderam a menção do número de identificação único do doente e do código de barras impresso no cartão Aadhaar do doente emitido pela Autoridade de Identificação Única da Índia (UIDAI) como marcadores de próteses.[32]

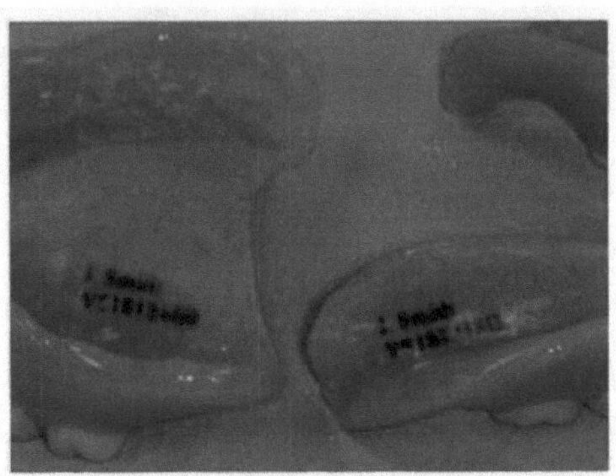

A técnica Lose na qual o "papel de pele de cebola" é colocado dentro da prótese

Uma variação do método descrito por Lose foi introduzida por Ling[25], em que foi utilizada uma etiqueta dactilografada de pele de cebola. Nesse método, foi utilizado papel branco de correção datilográfica para formar os caracteres, em vez de tinta convencional. A posição da etiqueta também diferia da escolhida por Lose, pois estava situada inferiormente aos dentes posteriores, sob a superfície polida do palato. Furst criticou esta técnica devido ao facto de a etiqueta consistir num simples pedaço de papel dactilografado, que dificilmente sobreviveria a um incêndio. Em vez disso, para fins forenses, defendeu a utilização de uma tira metálica de 0,001 polegadas de espessura, sugerindo que seria mais suscetível de resistir ao insulto térmico.

O método dos caracteres brancos de Ling tinha um grande problema: foi vítima do desenvolvimento da tecnologia informática. O aumento exponencial da utilização do processamento eletrónico de texto e da tecnologia de impressão nos anos 90 tornou redundantes as máquinas de escrever mecânicas. Assim, deixou de haver necessidade de papel de correção dactilográfica. No entanto, em 1998, Ling modernizou o método ao descrever a utilização de uma etiqueta impressa por computador que podia ser fotocopiada numa película de transparência. Os caracteres fotocopiados eram então revestidos com ácido cianoacrílico (supercola) para os proteger dos efeitos solventes do monómero da base da prótese antes de incorporar a etiqueta na prótese durante o procedimento de embalagem.

Uma variação desta técnica foi relatada dois anos antes por Ibrahim, que utilizou etiquetas impressas em diapositivos fotográficos de 35 mm através da utilização de um pacote de computação gráfica, um dispositivo de impressão de diapositivos Polaroid digital Palette e software associado. Foi utilizado um carácter com um tamanho de letra de 22 para produzir uma etiqueta legível de 15 mm x 3 mm. O diapositivo processado é então cortado no tamanho correto antes de ser colocado num espaço de 1 mm de profundidade e coberto por uma resina transparente de polimerização automática. A resistência desta película ao fogo é maior do que a das técnicas de papel anteriores, mas pode ocorrer distorção da película a temperaturas relativamente baixas e, por conseguinte, oferece apenas uma melhoria moderada em relação ao trabalho anterior de Lings.

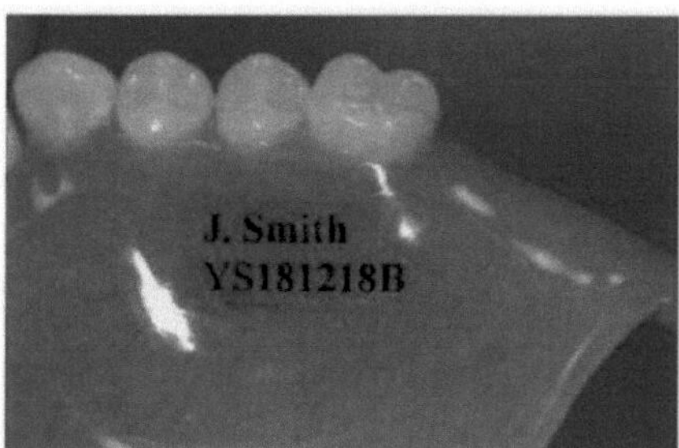

A técnica de inclusão de Ibrahim utilizando uma película de transparência dentro da base da prótese

Uma alternativa menos sofisticada em termos de tecnologia foi proposta por Fiske et al. Os autores descreveram um método que envolvia a colagem de um pedaço de folha metálica em relevo de 1 mm sobre o molde maxilar, logo abaixo dos dentes posteriores, antes da aplicação do selamento a frio do molde. O processamento da prótese é então continuado como habitualmente. Após a remoção da rebarba, a tira de metal é removida da superfície da prótese, deixando um recesso plano e liso de 1 mm. Utiliza-se uma caneta de desenho fino para imprimir o nome do paciente e/ou outros pormenores no acrílico. O recesso é então preenchido com resina auto-polimerizadora transparente antes de ser aparado e polido da forma habitual.

Os autores afirmam que o método proporciona uma marcação permanente e acrescenta apenas 5 minutos do tempo do técnico ao procedimento total de frasco e polimento. Este método pode muito bem ser adequado às necessidades de resistência ao fogo, embora o tempo total gasto no laboratório seja provavelmente superior aos 5 minutos alegados.

Uma alternativa pós-fabricação foi descrita por Berry et al, na qual uma broca limitadora de profundidade especialmente concebida é utilizada para cortar um recesso de 4 mm de largura por 1 mm de profundidade na superfície polida da prótese acabada. Uma etiqueta impressa a laser, normalmente pele de cebola, é então colocada no recesso antes de ser coberta com uma camada de PMMA transparente auto-polimerizável ou de resina fotopolimerizável. A vantagem óbvia desta e de outras técnicas semelhantes de etiquetagem pós-fabricação é o facto de serem retroajustáveis, ou seja, podem ser aplicadas a próteses existentes numa data posterior, se o doente e/ou o dentista assim o desejarem.

Um método semelhante ao descrito por Berry foi inicialmente descrito por Coss e Wolfaardt, e depois por Bernitz e Blignaut. No entanto, nesta técnica, as etiquetas de identificação foram produzidas num sistema eletrónico de letras "P- touch" (P- touch, Brother Co., Dollard des Ormeaux, Quebeque, Canadá). As etiquetas utilizadas consistiam numa tira laminada de 103 mm de espessura, branca ou transparente, na qual eram digitados caracteres de 2 mm. A etiqueta acabada podia ser incluída antes ou depois do fabrico e, de acordo com estudos in vitro, quando embebidas em acrílico, as etiquetas pareciam resistentes a substâncias como chá, café, solução salina, ácido acético e peróxido a 3%.[25]

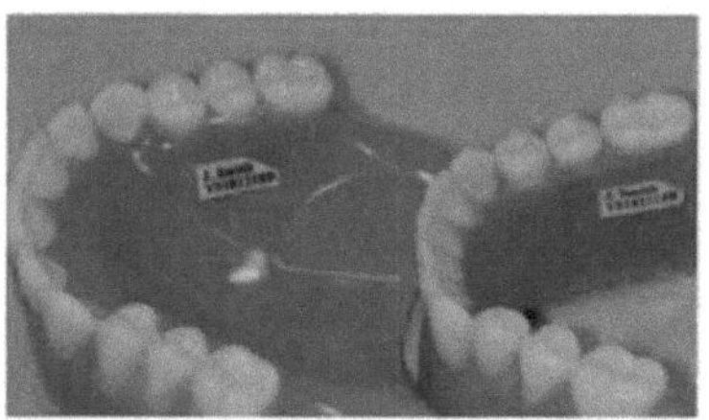

O sistema de etiquetagem de Coss e Bernitz utilizando uma tira laminada

c) Acrílico

Uma técnica pós-fabricação muito mais simples, relatada por Young, envolvia cortar uma ranhura com cerca de 0,5-1 mm de profundidade, no rebordo vestibular da dentadura. O comprimento da ranhura corresponderia ao comprimento do nome do doente. Uma esferográfica comum ou uma caneta de feltro é então utilizada para imprimir o nome do doente no recesso antes de ser selado com selante de fissuras. A técnica é descrita como relativamente barata em termos de custo de material. No entanto, para além de considerações estéticas, sofre dos mesmos problemas que todos os métodos acima mencionados, na medida em que é discutível se a escrita seria capaz de sobreviver a um grande incêndio em que apenas restassem fragmentos do corpo. Apesar desta falha bastante óbvia, muitos trabalhadores continuaram a estudar o conceito de desenvolver métodos de rotulagem utilizando materiais não metálicos.

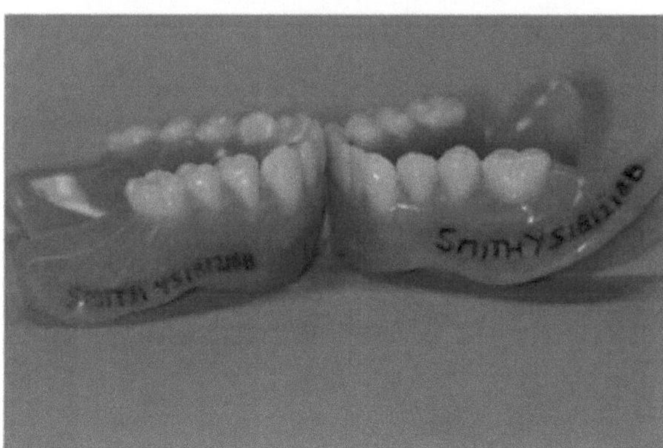

A técnica de Young consiste em escrever numa área rebaixada da prótese, que é depois coberta com resina transparente

Oliver descreveu um sistema que envolvia a produção de um rótulo constituído por uma tira fina de PMMA. A técnica consistia em pressionar uma massa de resina termocurada entre duas metades de um frasco de dentadura. Ao não fechar completamente o frasco, é produzida uma folha de resina com cerca de 0,3 mm. O frasco é então curado pelo calor durante 10 minutos a 90° C. Utiliza-se então uma caneta com ponta de fibra fina para marcar o rótulo antes de o incluir na superfície de encaixe da base da prótese durante o procedimento de embalagem experimental. Lamb relatou uma variação deste método. A produção da sua etiqueta envolvia a cura de uma mistura de resina auto-polimerizadora transparente entre duas placas de vidro separadas por espaçadores de arame de 0,25 mm. A etiqueta seria então marcada e incorporada na prótese de uma forma semelhante à da descrição do autor anterior. Este método oferece pouca proteção contra agressões peri-mortem e é dispendioso em termos de tempo de laboratório.

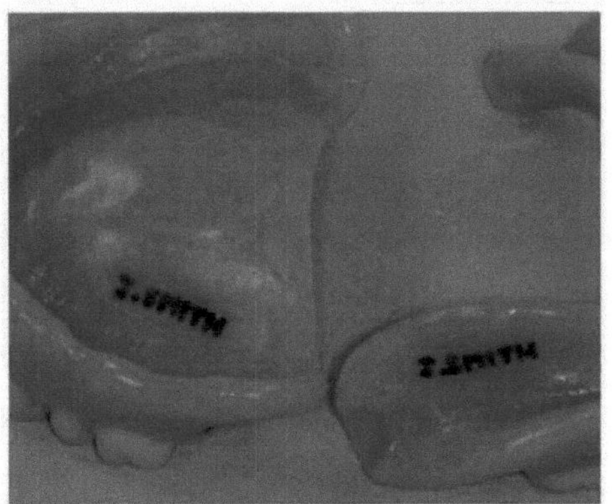

A técnica de dentadura de Oliver que utiliza uma folha de resina de 0,3 mm

Luebke e Unsicker, e Toolson e Taylor utilizaram tiras de plástico termorretráctil para produzir etiquetas de identificação. Os dados do doente eram escritos ou dactilografados na tira antes de serem colocados num forno a 250-325° C durante 30 segundos. A tira encolheria então até cerca de um terço do seu tamanho original, com pouca distorção da inscrição. Um recesso correspondente aproximadamente ao tamanho da tira é cortado numa posição esteticamente aceitável na prótese e a tira é então colocada no recesso e coberta com resina de polimerização automática. A prótese é aparada e polida como habitualmente. Este método é compacto e esteticamente agradável, mas não cumpre todos os requisitos de rotulagem da prótese, sendo suscetível ao fogo e também a uma variedade de produtos de limpeza de próteses, caso a resina de cobertura fique comprometida.

Técnica de Luebke e Unsicker em que são utilizadas tiras de plástico encolhidas pelo calor para produzir etiquetas claras mas compactas.

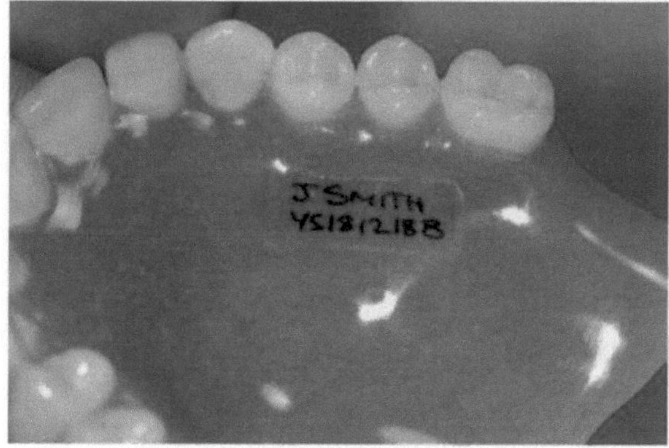

Etiqueta Luebke

d) T-Bar[33]

Uma barra de resina PMMA transparente em forma de T é construída através do corte de cera da placa de base, que é depois frascada, embalada, processada e acabada em PMMA transparente.

Uma etiqueta impressa de identificação (de tamanho reduzido, com a face impressa para dentro) é fixada na secção plana da barra. Em seguida, a barra é polida à superfície para produzir uma janela transparente que exibe a etiqueta de identificação. Este procedimento é fácil, económico e eficaz em termos de tempo.

Chalian et al. e Ryan et al. referiram um método de etiquetagem bastante complicado, que envolve o fabrico de uma barra de resina PMMA transparente em forma de T. A barra é construída cortando a cera da placa de base em tiras de 14 polegadas. Uma das tiras seria então posicionada com a borda voltada para a linha média da sua vizinha para formar uma barra em forma de T. A barra seria então embalada, processada e acabada em PMMA transparente. Uma secção da barra é cortada com o comprimento necessário e uma etiqueta dactilografada (de tamanho reduzido) é colada com a face impressa para dentro contra a secção plana da barra. A barra é então incorporada na prótese de cera antes de ser colocada em frascos ou encaixada num recesso adequadamente preparado na prótese acabada. Finalmente, a perna do "T" pode ser esmerilada e a superfície remanescente polida para produzir uma janela transparente que exibe a etiqueta de identificação. A partir desta descrição, parece razoável assumir que esta técnica não só consumiria muito tempo, como também o resultado final não seria melhor do que qualquer um dos métodos acima mencionados em termos de estética e resistência ao fogo.

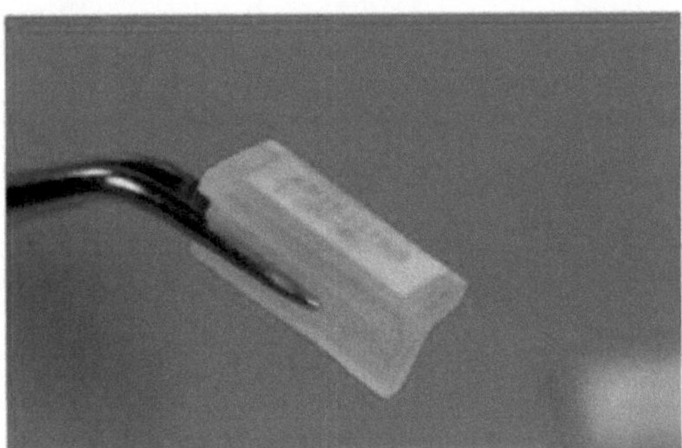

A barra de resina em forma de "T" da Chalian com uma etiqueta de identificação.

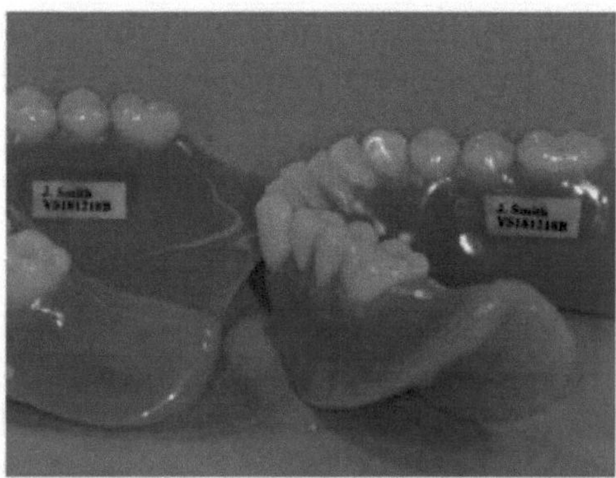

A barra em "T" de resina é incorporada na prótese e polida para proporcionar uma janela clara que apresenta os detalhes de identificação

e) Gravação a laser

Laboratórios especialmente equipados podem fornecer um laser de vapor de cobre (CVL) que pode gravar a identificação de um doente na superfície metálica de uma prótese parcial.[31] Um CVL pode etiquetar os componentes de cobalto-crómio das próteses de forma fácil e legível e reduzir o tamanho da letra dos dados. O feixe de CVL é focado e entregue à superfície do material pelo scanner de dois eixos montado com espelhos. Um computador pessoal controla o movimento do scanner e o disparo da CVL. No entanto, este método não só é dispendioso como também requer equipamento e técnicos especializados para efetuar o procedimento.

f) Microchips de electrões

Com a melhor compreensão do valor das marcações das próteses dentárias, foi experimentada uma tecnologia de ponta para as etiquetar. A informação do paciente foi gravada num chip com 5*5*0,6 mm. Os testes efectuados em pastilhas embebidas em resina acrílica tiveram um bom desempenho a altas temperaturas (600°C), uma excelente resistência aos ácidos, eram radiopacas e aderiram bem à resina acrílica. No entanto, a principal desvantagem da pastilha era o facto de só o fabricante a poder inscrever e não o dentista.[25] Outras tentativas incluíram o aperfeiçoamento deste método com equipamento adicional para transferir pormenores para um computador.

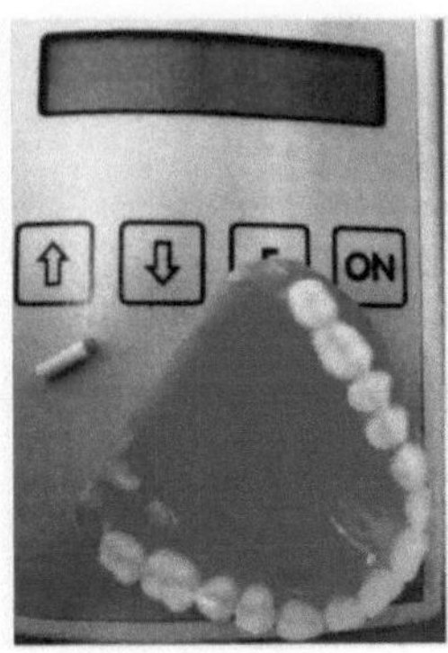

Micro Chips

g) Etiquetas RFID

A inclusão de etiquetas de identificação por radiofrequência (RFID) nas próteses é um método de etiquetagem cosmético e eficaz que permite uma identificação rápida e fiável do utilizador.[25] São preferidas devido ao seu tamanho pequeno e à grande quantidade de dados do utilizador da prótese que podem ser armazenados nelas. O sistema RFID consiste num suporte de dados ou etiqueta e num leitor eletrónico portátil que energiza o transponder através de um campo eletromagnético emitido pela antena do leitor. Em seguida, recebe o sinal codificado devolvido pelo transponder e converte-o em dados legíveis.[25] Não é necessária qualquer formação especial para colocar a etiqueta na prótese. O chip é resistente a desinfectantes e soluções de hipoclorito a 1%, clorexidina a 4% e perborato de sódio a 4%.

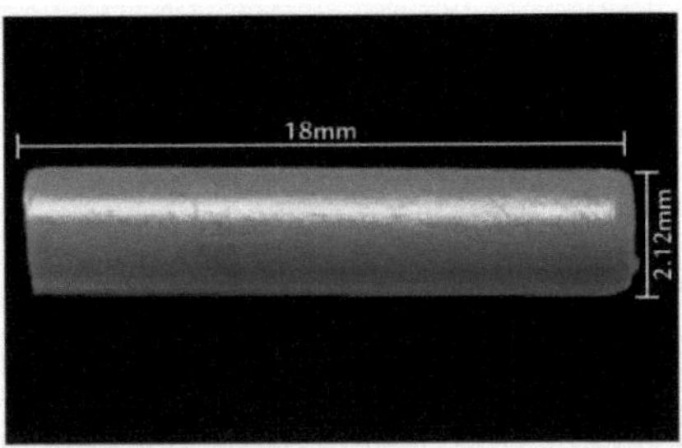

Etiqueta ou transponder

A capacidade de memória das etiquetas permite armazenar mais informações do que apenas o nome e a data de nascimento. O historial de manutenção das próteses e de eventuais modificações, tais como reposições e reparações, também pode ser armazenado. Podem também ser incluídas informações relativas ao historial médico do paciente, tais como doenças ou medicamentos.

As experiências de assalto post mortem indicam claramente que, com exceção do fogo, a RFID tem capacidade para resistir a uma série de agressões químicas (24 horas de imersão em ácido sulfúrico) e térmicas (3 minutos de imersão em azoto líquido). [34]

Devido ao tamanho da etiqueta, não existe um enfraquecimento real da prótese, como seria de esperar com marcadores metálicos. No caso de uma recolocação ou recolocação da prótese em laboratório, não há necessidade de remover o dispositivo antes de terminar o procedimento. A pastilha permanece intacta e legível a temperaturas negativas [35], bem como depois de queimada durante 1 hora a 1500°C. [36]

Infelizmente, os RFID não são amplamente utilizados devido ao elevado custo de fabrico e incorporação de dados, e podem não estar disponíveis na maioria das instalações dentárias.[37] As questões de proteção de dados e de privacidade têm necessariamente de ser consideradas, embora com os RFID seja necessária uma grande proximidade entre o leitor e a etiqueta. Quando é necessária a confidencialidade do paciente, o sistema permite a utilização de uma palavra-passe de 3 dígitos para aceder à informação. Foi manifestada alguma preocupação quanto ao facto de a RFID estar ligada ao corpo, podendo interferir com dispositivos médicos. No entanto, tal não acontece porque a energia necessária para ler a informação contida no chip é enviada pela unidade de leitura.

A RFID é mais cara do que os outros métodos de identificação actuais. Atualmente, o custo mínimo das etiquetas é de 17 dólares americanos por unidade. O leitor (software incluído) também é dispendioso, cerca de 1075 dólares americanos.[34]

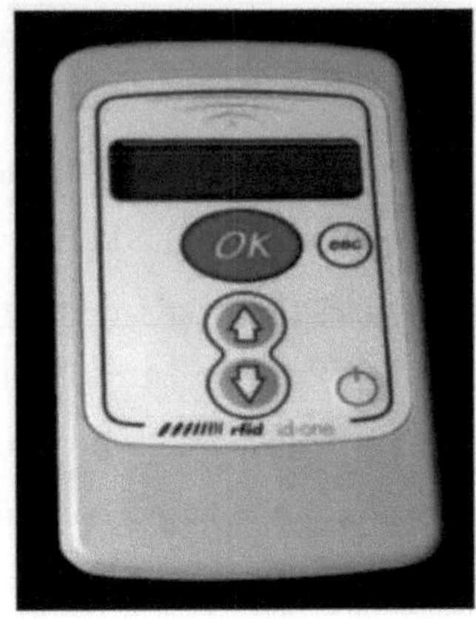

Leitor

Na medicina dentária protética, os aspectos técnicos desta tecnologia foram relatados por Millet e Jeannin. A RFID, juntamente com o Wireless Fidelity (Wi-Fi), o Global System for Mobile communication (GSM) e o Global Packet Radio Service (GPRS), é uma das tecnologias sem fios desenvolvidas para melhorar os cuidados prestados aos doentes e garantir a sua segurança, reduzindo os erros médicos. Esta tecnologia foi avaliada anteriormente em diferentes áreas da medicina, tais como processos de centros de sangue e como uma ferramenta para identificar camas vazias nas salas de emergência dos hospitais.

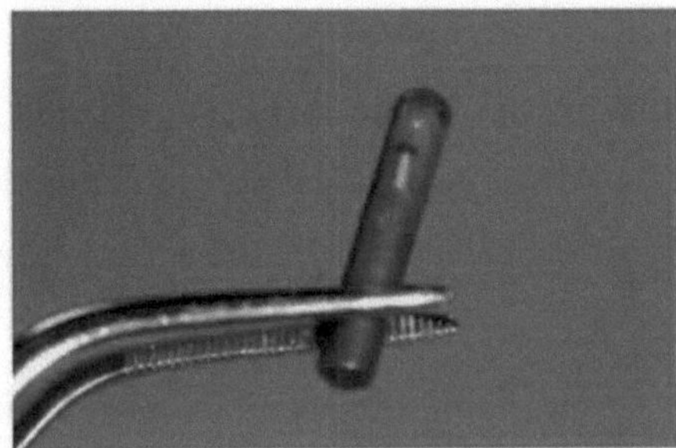

Uma etiqueta de identificação por radiofrequência do tipo utilizado por Millet e Jeannin.

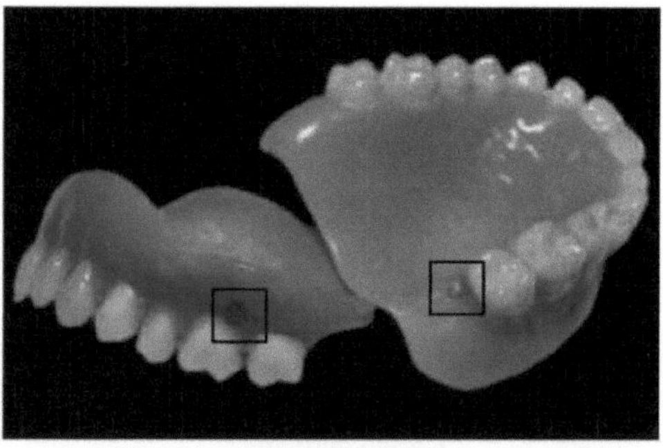

Etiqueta no interior da prótese, coberta (esquerda) e ainda não coberta (direita) por resina acrílica

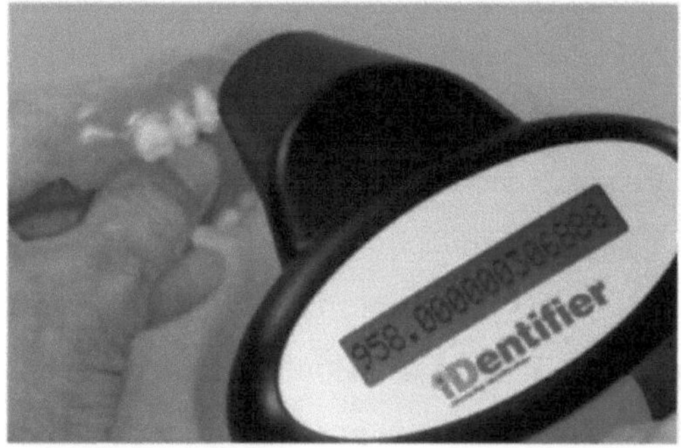

Um leitor portátil que apresenta os detalhes de um chip contido numa prótese dentária.

h) Sistema lenticular

A impressão lenticular é um método simples, barato e rápido em que uma lente lenticular é utilizada para produzir imagens com uma ilusão de profundidade, morfologia ou a capacidade de mudar ou mover-se à medida que a imagem é vista de diferentes ângulos.[38] A tecnologia lenticular permite que as imagens sejam impressas no verso de um papel sintético e laminadas na lente. O cartão lenticular não apresenta sinais de degradação quando colocado na água durante um período máximo de quatro meses. Não necessita de óculos especiais ou de um dispositivo para ler os dados, como um computador ou um leitor portátil, e não interfere com a função oral devido ao seu tamanho reduzido. As possíveis desvantagens desta técnica são que a informação nunca pode ser alterada e pode não resistir a um incêndio, a menos que a tira seja colocada na parte mais posterior da prótese.

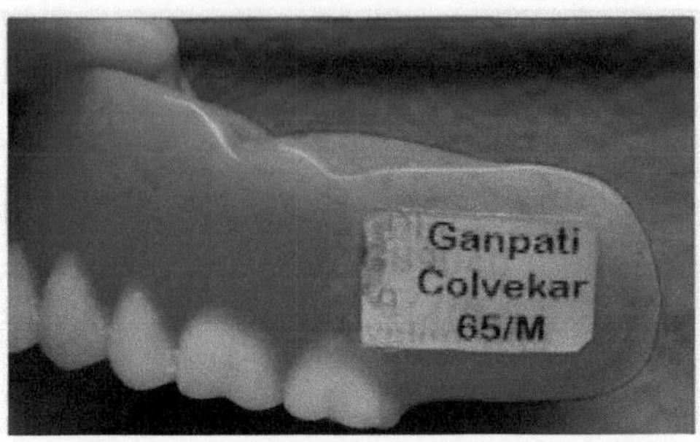

Cartão lenticular

i) Código de barras para próteses

Um código de barras aplicável a dentaduras consiste num código legível por máquina de uma série de barras e espaços impressos em proporções definidas.[14] Uma técnica fastidiosa descreveu a codificação de barras de dentaduras como a impressão de um código numérico em papel, fotografando o papel, fazendo e transferindo o negativo para um pedaço de seda. Uma imagem do código de barras apareceu numa faiança preparada por uma máquina que forçou a tinta através da seda, quando aquecida a 860°C durante 30 minutos num forno de porcelana industrial. O código de barras era então lido com um leitor e incorporado na prótese, selado com resina acrílica e podia ser usado também para coroas.[39]

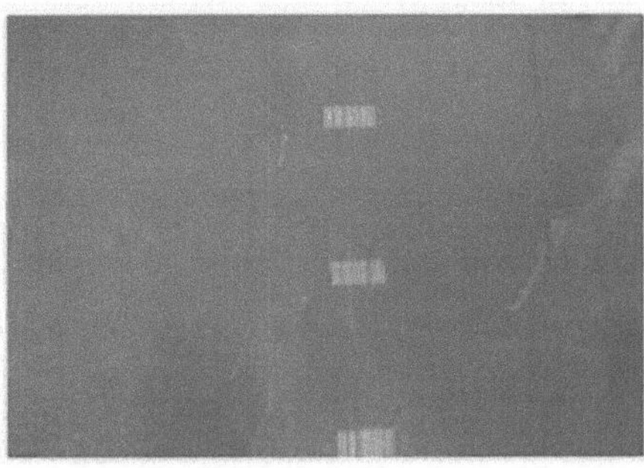
Transferência negativa do código de barras na seda

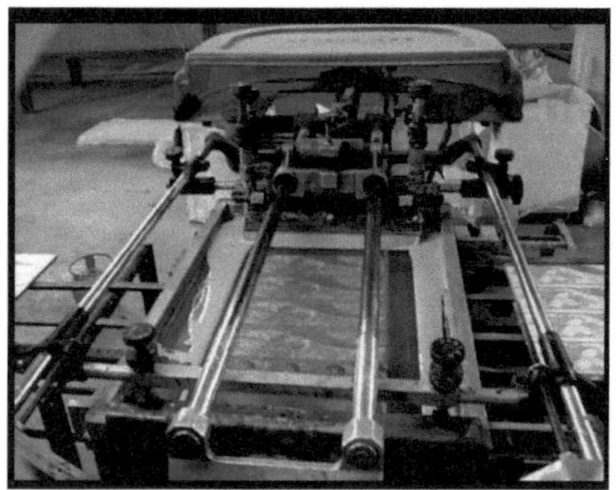

Dispositivo de padrão

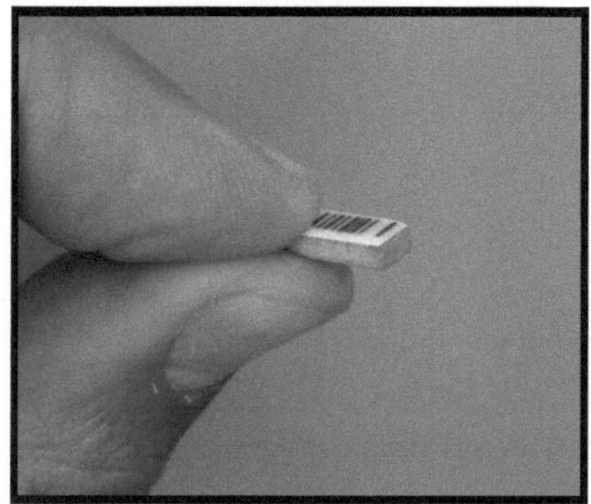

Peça de faiança com código de barras

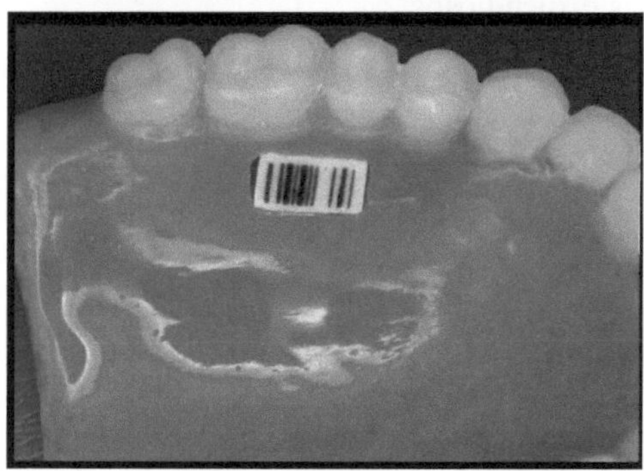

Peça de faiança com código de barras colocada numa ranhura de 3,5 X 5,5 X 1,5 mm

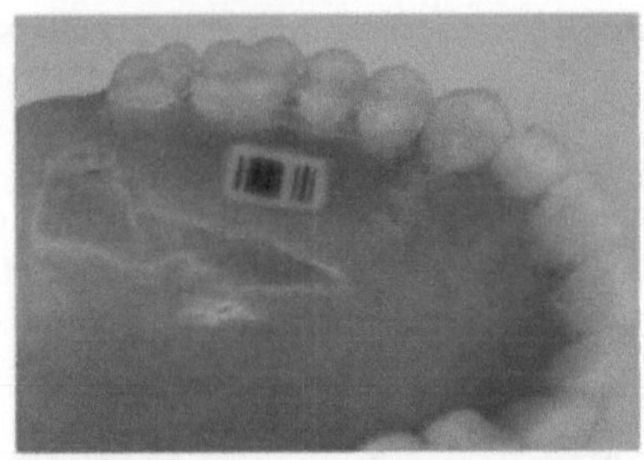

Código de barras selado com resina acrílica autopolimerizável

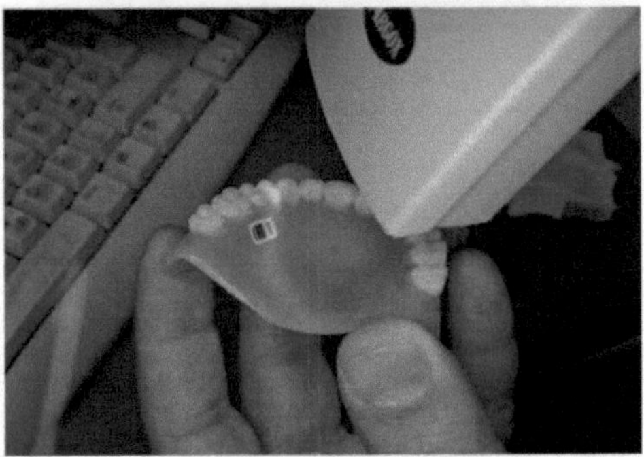

Ler o código de barras

O código de barras para próteses dentárias fornece informações exactas e é resistente a temperaturas elevadas e a soluções orais comummente utilizadas. No entanto, requer equipamentos especiais dispendiosos.

O código de barras para próteses pode ser utilizado com restaurações de coroas e pontes e pode sobreviver a temperaturas superiores a 600°C, que podem ser encontradas em acidentes aéreos.

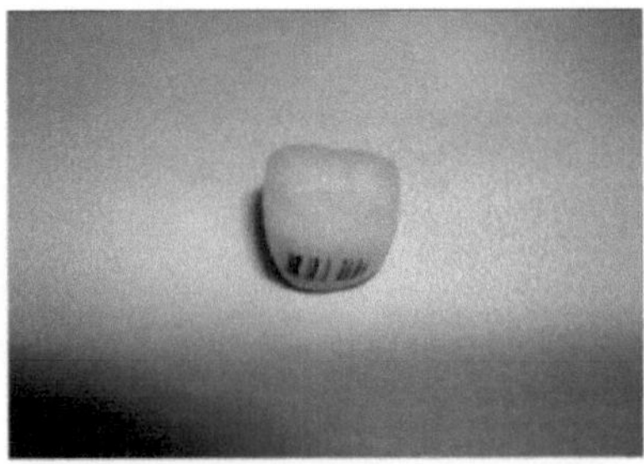

Coroa de porcelana com código de barras

j) Fotografia

Foi sugerido um novo marcador de prótese que utiliza a fotografia do doente embutida numa base de prótese em acrílico transparente.[1] O marcador é particularmente útil em países com uma baixa taxa de literacia, onde uma fotografia é o método mais fácil de identificação. Contudo, os testes térmicos revelaram que o marcador fotográfico só era resistente a cerca de 200-300°C.

A principal vantagem do marcador fotográfico é o facto de a identidade poder ser facilmente verificada por leigos com a vista desarmada (os códigos de barras requerem um dispositivo de leitura portátil). Os marcadores fotográficos também são relevantes no contexto indiano, onde um terço da população é analfabeta e são utilizadas diversas escritas em todo o país, o que torna por vezes difícil a interpretação dos dados escritos. Este facto permite a utilização rotineira de marcadores fotográficos em instalações residenciais e hospitalares. Embora o marcador fotográfico tenha baixa resistência ao fogo, pode ser útil em contextos forenses, uma vez que as dentaduras retidas na boca estão bem protegidas pelos tecidos oro-faciais e podem sobreviver à incineração.[1]

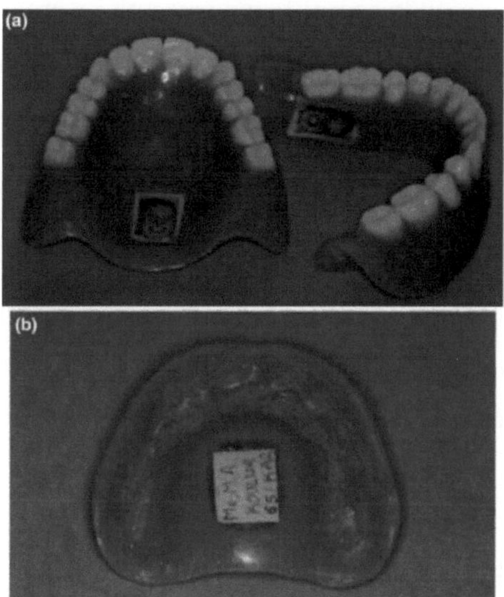

A fotografia do paciente incorporada na prótese é visível através da superfície polida (a), enquanto as informações demográficas podem ser visualizadas a partir da superfície do tecido (b)

No entanto, os marcadores utilizados devem ser adequados para a identificação quotidiana e, considerando o grau relativamente elevado de analfabetismo no país (36%), é essencial que o marcador utilizado possa ser 'lido' por todos. Stenberg e

Borrman acreditam que "a identificação de dentaduras diz respeito principalmente aos idosos vivos e às suas rotinas diárias". A utilização de fotografias garante que, em caso de perda da prótese, a identidade do proprietário é rapidamente determinada quando a prótese é recuperada. O tamanho da fotografia utilizada (10 -15 mm) pode ser mais propício ao reconhecimento pelos idosos, em contraste com a leitura de caracteres alfanuméricos de menor tamanho em metal e outros marcadores convencionais. Em casas com vários portadores de próteses analfabetos, também evita a troca de próteses. Além disso, os marcadores fotográficos são úteis numa sociedade multilingue como a Índia, onde as diferentes regiões têm línguas e escritas diferentes, o que prejudica a interpretação potencial dos dados escritos. Também podem ser úteis em hospitais dentários com grandes volumes de pacientes e onde os estudantes têm vários pacientes com próteses completas em qualquer altura, assegurando um reconhecimento rápido e um risco mínimo de troca de próteses e de infeção cruzada. Além disso, o equipamento necessário para produzir os marcadores é omnipresente e o próprio marcador é fácil de gerar e económico, o que contrasta com o código de barras.

Do ponto de vista forense, as dentaduras com marcadores fotográficos recuperadas do falecido podem ser mostradas ao parente mais próximo para identificação, sem que este tenha de ver o corpo em si. A dentadura pode também ser comparada com registos fotográficos ante-mortem para facilitar a identificação. No entanto, os testes térmicos revelaram que o marcador fotográfico só era resistente a cerca de 200-300°C, o que é consideravelmente inferior ao da banda de matriz metálica (1050°C), sendo este valor semelhante ao de outros marcadores metálicos. Esta é uma das razões pelas quais os marcadores metálicos são considerados os mais ideais para a identificação post-mortem.[1]

k) Folha de chumbo[40]

Para este procedimento é utilizado o papel de chumbo que se encontra na película de raios X periapical ou oclusal (cerca de 1 mm de espessura).

A etiquetagem da prótese é efectuada em sete passos, como se segue:

1) Os dados do doente, como o nome, o sexo, o número de identificação nacional, o número de telefone e o país, são dactilografados na folha de papel de alumínio com

uma máquina de escrever manual de fita, utilizando um tamanho de letra de 8 pontos, depois de obtido o consentimento escrito.

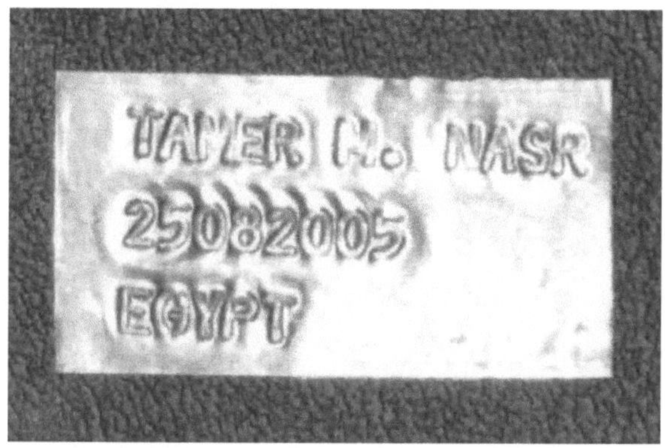

Etiqueta do doente em papel de alumínio

2) O papel de alumínio é cortado em pequenos pedaços de acordo com o tamanho da prótese, cada um representando uma etiqueta do doente.

3) Após o enceramento da prótese, e durante a preparação do frasco e o acondicionamento, uma pequena quantidade de resina acrílica termopolimerizável é colocada na área posterior-lateral do palato. Coloca-se então papel celofane húmido por cima e faz-se um fecho experimental.

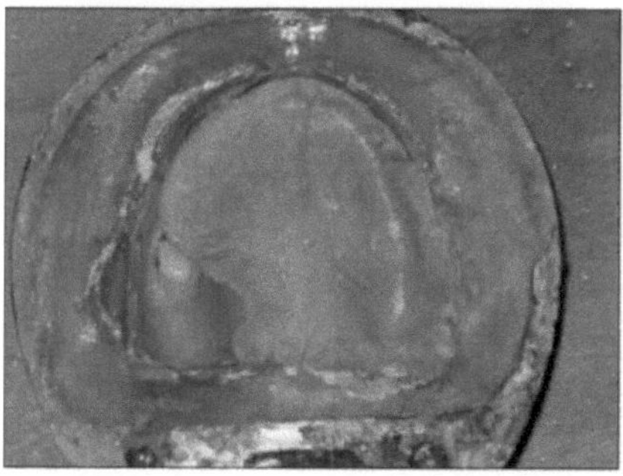

Resina acrílica termopolimerizável na parte lateral posterior do palato

4) O frasco é reaberto, o flash é removido com uma faca afiada e a etiqueta de identificação é colocada. A melhor forma de o colocar é na zona posterior-lateral do palato (no caso da maxila), no rebordo bucal posterior e no rebordo lingual mandibular (no caso da mandíbula).

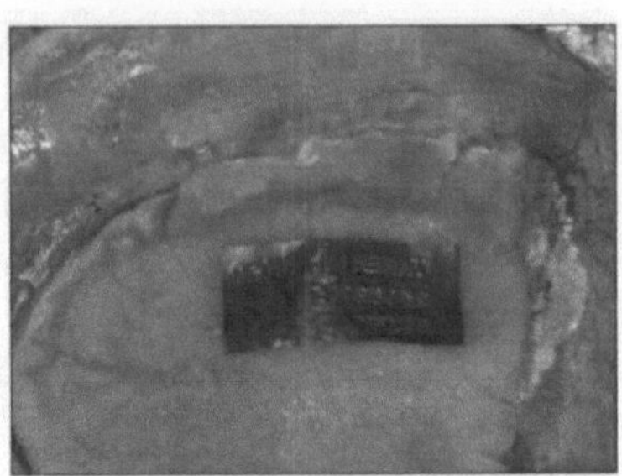

Colocação da etiqueta na parte póstero-lateral do palato maxilar

5) O resto da resina acrílica é embalado, o frasco é fechado, a prótese é curada, desflocada, aparada e polida.

6) Em alternativa, a etiqueta pode ser incorporada depois de a prótese ser processada, cortando uma depressão com cerca de 1 mm de profundidade, ligeiramente mais larga do que o tamanho da etiqueta. A etiqueta pode então ser coberta com uma camada fina de resina acrílica fotopolimerizável da mesma cor que a resina acrílica termopolimerizável.

7) É tirada uma película radiográfica periapical da prótese (utilizando uma máquina de raios X com 10 segundos de exposição). Os pormenores do paciente aparecerão claramente.

IOPAR da etiqueta da prótese com os dados do paciente

REQUISITOS DE MARCAÇÃO DE PRÓTESES[27]

Uma marcação de prótese ideal deve cumprir os seguintes critérios ideais[25] :

(1) A marca da dentadura deve ser suscetível de permitir uma identificação positiva.

(2) A técnica de marcação deve ser fácil e rápida de executar e barata de introduzir.

(3) A marca deve, idealmente, ser resistente ao fogo e, se não for, deve ser colocada palatalmente ou lingualmente na região molar, para que a língua a possa proteger.

(4) O método de marcação não deve afetar a durabilidade do material da base da prótese.

(5) A marca deve ser cosmeticamente aceitável para o doente e tão discreta quanto possível.

Kruger e Monson afirmam ainda que a resistência da prótese não deve ser posta em causa, o sistema de identificação deve ser eficaz e as marcações devem ser duradouras e visíveis. Além disso, a radio-opacidade da etiqueta de identificação deve fazer parte desta lista.[41]

Borrman et al também afirmaram que os marcadores de prótese devem ser biologicamente inertes quando incorporados na prótese, e deve ser possível recuperá-los após um acidente. Além disso, a marcação deve ser permanente e resistente aos agentes de limpeza e desinfeção diários. As áreas recomendadas para marcação, portanto, são as regiões posteriores do flange lingual e o palato.[14]

HISTÓRIA DA MARCAÇÃO DE PRÓTESES

A importância da identificação da prótese foi destacada pelo Dr. Robert H. Griffiths durante o seu mandato como Presidente da Associação Dentária Americana.

Método difundido pela Universidade de Loma Linda, Califórnia[42]

A broca

É utilizada uma broca especial, concebida na Faculdade de Medicina Dentária da Universidade de Loma Linda (broca LLU Ident, Brassler USA, Savannah, Ga.), para preparar um local de preparação ideal na base da prótese. Na maioria das vezes, este local é a parte mais plana do rebordo lingual da prótese mandibular e/ou o palato da prótese maxilar. É importante que a identificação não seja colocada num local que seja esteticamente inaceitável ou que possa ser removida durante os ajustes pós-inserção ou os procedimentos de rotina de recobrimento.

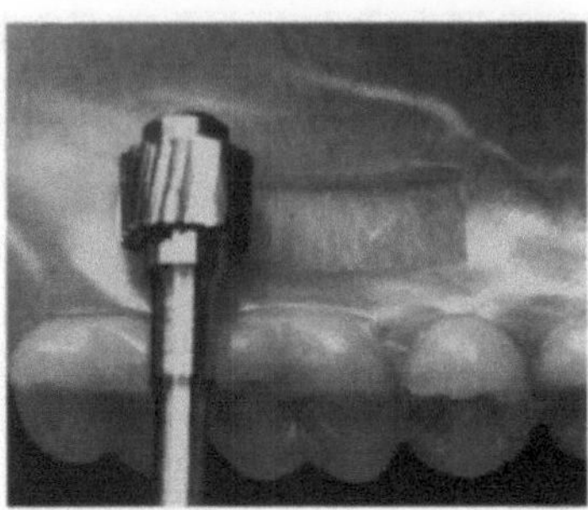

Base da prótese preparada com uma broca LLU Ident Bur

A etiqueta

A etiqueta de identificação com o nome, as iniciais, a carta de condução ou o número de segurança social do doente é gerada por computador num estilo de letra de 4 ou 5 pontos, fácil de ler. Podem ser incluídas informações adicionais, tais como a data e/ou o nome do dentista ou do laboratório que está a fabricar a prótese, desde que sejam breves. A etiqueta é impressa a laser num pequeno quadrado de papel de seda branco que foi colado com fita adesiva pela extremidade principal (à medida que é colocado no tabuleiro de alimentação manual do computador) no centro de uma folha inteira de papel de rascunho (como a folha de teste da impressora). O comprimento em excesso é cortado da etiqueta impressa e a largura é reduzida para menos de 4 mm.

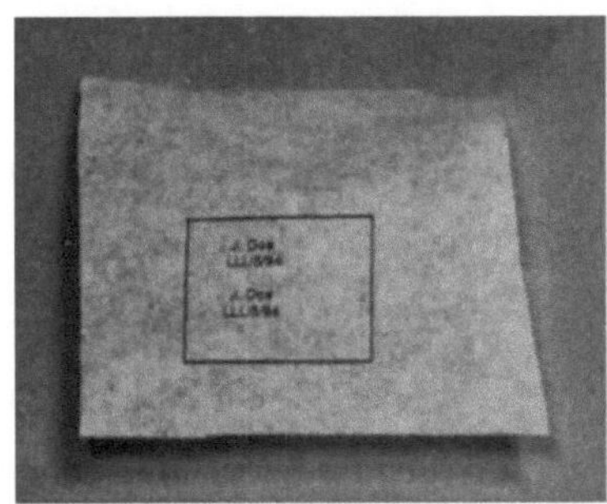

Etiqueta impressa a laser em papel de seda

Procedimento

1. A prótese é cuidadosamente desinfectada, limpa e seca antes de se iniciar o processo de identificação.
2. Utilizando a broca especial de resina acrílica limitadora de profundidade, é preparada uma reentrância pouco profunda na base da prótese no local pretendido, com

um comprimento 6 mm superior ao da etiqueta de identificação. (A broca irá desenvolver uma preparação com 4 mm de largura e 1 mm de profundidade).

3. A etiqueta é colocada no encaixe e examinada para verificar se está bem ajustada.
4. Uma gota de monómero de resina autopolimerizável é colocada na preparação antes da colocação final da etiqueta para a fixar, e quaisquer bolhas de ar aprisionadas são cuidadosamente expelidas.
5. Utiliza-se um pequeno pincel para colocar pequenos incrementos de polímero de resina transparente saturado até se obter um contorno excessivo que permita o acabamento e o polimento. Ao adicionar o monómero, a impressão no rótulo não deve ser perturbada pela ponta do pincel.
6. A prótese é então colocada, com a etiqueta virada para cima, numa bacia de gesso cheia de água quente (100° F) e é curada numa unidade pressurizada (20 psi) durante 15 a 20 minutos.
7. É utilizada uma broca de resina acrílica para aparar a adição até ficar nivelada com a resina adjacente. Segue-se o polimento do acrílico.

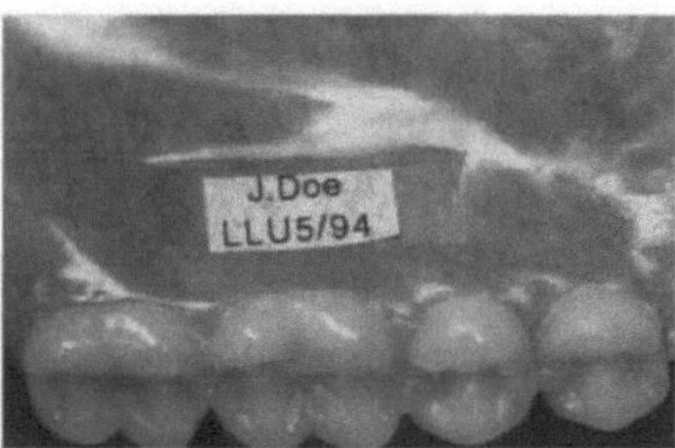

Etiqueta cortada e colocada no local preparado

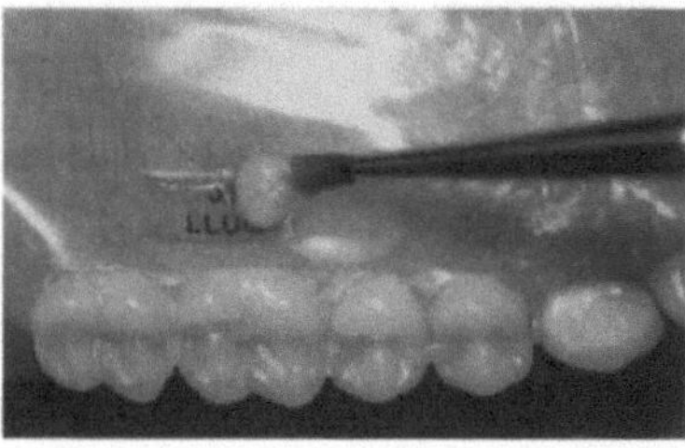

Auto - resina polimerizante adicionada

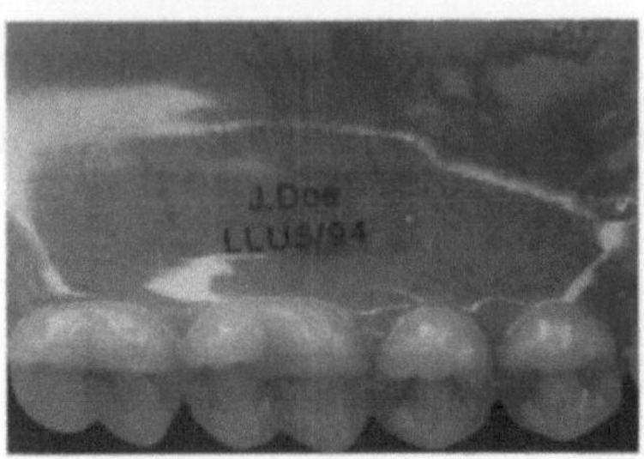

Identificação concluída após o corte e o polimento

Procedimento alternativo

Com o desenvolvimento do Sistema Triad VLC (Dentsply International Inc., York, Pa.), o procedimento pode ser simplificado pelo uso de um Triad Gel especial polimerizado por luz no lugar da resina ortodôntica. Esse gel pode ser colocado no recesso sobre a etiqueta e, em seguida, polimerizado numa unidade de polimerização Triad ou com uma unidade de polimerização manual. Depois de polimerizado, pode ser aparado e polido como no procedimento acima.

Técnica descrita por Sanyal e Badnaik[10]

Escrever o nome do doente, a idade, o sexo e a data de colocação da prótese num computador com um tipo de letra de 8 pontos. Escrever as iniciais do médico e o nome da faculdade/clínica para facilitar a identificação nas consultas de revisão na mesma faculdade/clínica. Esta informação deve ser impressa numa folha de transparências . A folha é cortada no tamanho adequado.

Coloca-se cola de cianoacrilato (Fevi Kwik, Índia) sobre o material impresso. Tem-se o cuidado de não esfregar o adesivo sobre a parte marcada e coloca-se uma folha de transparência em branco do mesmo tamanho sobre ela. Deste modo, o toner da impressora é colocado longe do monómero da resina de base de dentadura. Assim, a deterioração da legibilidade é reduzida. As duas folhas unidas são cortadas com uma tesoura afiada para limitar o tamanho da etiqueta. Agora, a etiqueta de identificação impressa está pronta para a técnica de identificação de próteses pré-fabricadas ou pós-fabricadas.

Na técnica de pré-fabricação, a etiqueta é colocada sobre a resina da base da prótese após o fecho da prova e a prótese é processada de forma normal.

Na técnica pós-fabricação, é preparada uma ranhura com 1 mm de profundidade na superfície acabada da base da prótese, que tem aproximadamente o tamanho da etiqueta. É colocada uma gota de cianoacrilato na ranhura para posicionar corretamente a etiqueta. Sobre a etiqueta, mistura-se resina acrílica autopolimerizável transparente e coloca-se em pequenos incrementos. Após a presa inicial, a prótese é colocada em água morna durante cerca de 10 minutos. A prótese é removida e polida, e depois inserida na boca do paciente.

Um estudo efectuado na Índia[1]

O objetivo deste estudo foi testar a utilização de fotografias de doentes como marcador de próteses e compará-las com os sistemas de marcação convencionais, bem como discutir a sua adequação no contexto indiano.

Foi tirada uma fotografia do doente e comparada com uma banda de matriz metálica e com um código de barras laminado de leitura ótica em termos de preparação, facilidade de incorporação na prótese, legibilidade após o fabrico da prótese e alterações em caso de exposição a temperaturas elevadas (200-1300 °C).

A fotografia e a banda de matriz metálica foram fáceis de preparar e incorporar, mas o código de barras foi menos fácil. No entanto, não se registaram diferenças significativas no que diz respeito à legibilidade dos três marcadores. A resistência ao fogo do marcador fotográfico (280 °C) e do código de barras (200 °C) foi consideravelmente inferior à do marcador metálico (1050 °C).

Discussão e resumo dos procedimentos de marcação de próteses

A utilização combinada da broca especial LLU e de uma resina autopolimerizável ou fotopolimerizável torna mais conveniente e económica a colocação de pontos de identificação em dispositivos protéticos existentes ou a sua incorporação em próteses recém-construídas. Ambos os procedimentos são facilmente dominados pelo pessoal auxiliar.[42]

Um dos critérios importantes para qualquer sistema de identificação de próteses dentárias é a proteção da tinta ou toner da etiqueta. Tem de ser protegida do monómero da resina de base da prótese, das altas temperaturas do processamento da prótese, do acabamento e polimento das próteses e do desgaste das próteses. As técnicas de pré-fabricação são mais permanentes, mas actuam como pontos de fraqueza, a menos que estejam ligadas à resina acrílica. A técnica de Lamb de folhas de resina acrílica autopolimerizável transparente de 4 a 5 mm de largura pode causar um problema durante o fecho do frasco, uma vez que não é flexível em comparação com a folha de transparência e, por isso, não pode ser embalada com uma camada uniforme de resina acrílica durante o fecho final. Trata-se, portanto, de um procedimento sensível do ponto de vista técnico[32].

Por outro lado, as técnicas de pós-fabricação são mais rápidas e mais fáceis em comparação com os métodos de pré-fabricação. A técnica de Stevenson de esfregar um lápis de chumbo ou uma caneta de tinta sobre os sulcos finos para os tornar mais evidentes não é um método permanente e pode desaparecer após a utilização subsequente da dentadura. Seria necessária uma observação frequente, possivelmente cada 3 a 4 semanas. A vantagem deste método é o facto de poder ser utilizado em doentes hospitalizados a curto prazo.

A técnica descrita por Heath et al é um método temporário e a prótese tem de ser removida e as camadas de selante têm de ser reaplicadas regularmente, o que pode depender da utilização do doente.

A técnica de Fiske mostrou que a legibilidade do material escrito se deteriora em resultado da interação entre o monómero de resina acrílica e algumas tintas.

A técnica de Ling não menciona a proteção do toner na microetiqueta, o que levou à utilização de duas folhas de transparência na técnica descrita. Na técnica sugerida, o toner é devidamente coberto por duas folhas de transparência, utilizando adesivo de cianoacrilato. Assim, obtém-se a longevidade da etiqueta de prótese dentária. O procedimento é fácil de usar e é muito económico, uma vez que utiliza equipamento que está disponível em qualquer instituição ou consultório. A folha de transparência pode ser utilizada novamente até estar totalmente gasta. A informação sobre a data de colocação da prótese, o nome do médico e a instituição/clínica é útil nas visitas de retorno. Os equipamentos necessários estão facilmente disponíveis em qualquer instituição, laboratório dentário ou clínica dentária.

A etiqueta, para além de conter informação sobre o doente, também tem a data de colocação, o nome do médico que a substituiu e o nome da faculdade/clínica. Isto dá uma indicação clara da idade da dentadura, o que facilita a identificação do desgaste da dentadura, dos procedimentos de higiene oral e da manutenção da dentadura. Em segundo lugar, o nome do médico também ajuda a procurar facilmente os dados do doente nos registos. Isto seria de grande ajuda numa instituição/clínica.

A técnica relatada por Berry et al para a identificação de dispositivos protéticos com um procedimento alternativo utilizando o gel Triad (sistema Triad VLC, Dentsply International) é considerada a melhor no que respeita à contração da polimerização, mas requer um investimento dispendioso em material e uma câmara de polimerização, o que pode não ser possível em todas as clínicas.

CAPÍTULO 5. MANUTENÇÃO DOS REGISTOS DENTÁRIOS

MANUTENÇÃO DE REGISTOS[43]

Os registos dentários consistem em documentos relacionados com a história da doença atual, o exame clínico, o diagnóstico, o tratamento efectuado e o prognóstico. Um conhecimento aprofundado dos registos dentários é essencial para o dentista praticante, uma vez que não só tem uma aplicação forense, mas também uma implicação legal no que diz respeito aos seguros e ao consumo.

Algumas das diversas facetas desta disciplina única podem ir desde a identificação de restos mortais humanos até à gestão de catástrofes em massa, desde a avaliação de marcas de dentadas e lesões cutâneas padronizadas até à utilização de materiais dentários no exame de provas.

A capacidade de os médicos produzirem e manterem registos dentários exactos é essencial para a boa qualidade dos cuidados prestados aos pacientes, além de ser uma obrigação legal. O registo dentário permite a continuidade dos cuidados prestados ao paciente e é fundamental em caso de reclamação ao seguro de negligência.

Registo do doente

O registo pode ser constituído por vários elementos diferentes. No âmbito das notas escritas, apresentam-se a seguir exemplos do que é normalmente incluído no registo dentário:

1. Dados de identificação - nome, data de nascimento, números de telefone, informações de contacto de emergência.

2. História dentária
3. Exame clínico (incluindo um registo exato)
4. Diagnóstico
5. Plano de tratamento
6. Documentação do consentimento informado
7. Historial médico (incluindo um inquérito exaustivo)

Manutenção de registos dentários

A maioria dos dentistas toma notas em papel para os registos dentários. Os ficheiros são depois organizados de forma a serem facilmente recuperados - normalmente num sistema de arquivo lateral, de prateleira aberta.[44] No entanto, muitos mais dentistas estão a utilizar sistemas de arquivo computorizados para manter os registos dentários dos pacientes. Os registos electrónicos têm grandes benefícios em termos de qualidade e segurança dos pacientes, e é provável que aumentem à medida que mais clínicas dentárias e hospitais se informatizam.

Os registos dos doentes documentam o decurso do tratamento e podem fornecer dados que podem ser utilizados para avaliar a qualidade dos cuidados prestados ao doente.

A maioria dos consultórios tem duas categorias de ficheiros de registos de doentes: (1) Activos e (2) Inactivos.

Os ficheiros activos contêm os registos dos pacientes que estão atualmente a receber cuidados dentários prestados pelo consultório. Os pacientes inactivos são considerados como aqueles que não regressaram durante 24 meses. Os ficheiros dos pacientes activos devem ser mantidos no local e devem estar convenientemente localizados no consultório.

Os ficheiros inactivos contêm os registos de doentes que foram tratados no consultório no passado, mas que não estão atualmente a ser tratados no consultório. Estes ficheiros estão geralmente localizados no consultório, mas numa área remota.

Deverá ser criado um sistema no serviço para identificar atempadamente uma mudança de estatuto de ativo para inativo. Todos os registos, activos e inactivos, devem ser mantidos cuidadosamente para garantir que não sejam destruídos ou perdidos.

Lawney descreve um procedimento simples para assegurar que os registos são adequados. Uma versão modificada e alargada, adequada ao Serviço Nacional de Saúde e à medicina dentária do Reino Unido, que tem sido seguida neste país, é a seguinte

1. Utilizar um estilo coerente para as entradas - a aparência do registo é melhorada se se utilizar a mesma cor e tipo de caneta, as mesmas abreviaturas e notações.

2. Datar e explicar quaisquer correcções - pode ser um erro fatal num caso de negligência se os registos parecerem adulterados de alguma forma. Estas correcções inexplicáveis podem minar a credibilidade de todo o registo e do dentista que o tratou.
3. Utilize um traço de linha única - isto preserva a integridade do registo e mostra que não tem nada a esconder.
4. Não utilize líquidos corretores - não só é confuso, como é visível e pode indicar que houve uma tentativa de ocultar informações.
5. Utilize tinta - o lápis pode desvanecer-se e levanta a questão de saber se os registos foram ou não alterados.
6. Escreva de forma legível - um registo ilegível pode ser tão mau como não ter qualquer registo. Os registos difíceis de ler podem levar a que os outros adivinhem e isso pode não ser favorável para si.
7. Expressar preocupações sobre as necessidades do doente - ao fazê-lo, está a documentar que ouviu, teve empatia, compreendeu e agiu de acordo com os desejos do seu doente. Também permite dar uma explicação caso os desejos de um doente sejam impossíveis ou irrealistas, e pode ajudar a dissipar instantaneamente um caso de negligência. Utilize aspas para indicar os comentários do doente e não os seus.
8. Nunca escreva observações depreciativas no registo - as entradas supérfluas só servem para transmitir uma sensação de falta de profissionalismo e podem criar dúvidas quanto à credibilidade geral do resto do registo. As opiniões negativas sobre os doentes, como o facto de não seguirem os seus conselhos ou não comparecerem às consultas, devem ser registadas de forma desapaixonada e objetiva.

9. Documentar integralmente - não há necessidade de ser parco em notas, uma explicação pormenorizada é sempre melhor do que uma que não contenha informações.
10. Utilize apenas abreviaturas aceites para os tratamentos - isto é útil tanto numa situação de negligência como ao transferir registos para outro dentista para efeitos de encaminhamento, aprovação prévia ou mudança de dentista.
11. recolher documentos - os dados relativos a seguros e outros materiais de terceiros devem ser separados dos elementos diretamente relacionados com os cuidados prestados ao doente.
12. Manter uma ordem cronológica - a utilização de um furador e de clipes metálicos na parte superior do registo pode ser útil para manter as folhas soltas organizadas.
Seguindo estes passos, é possível produzir registos exactos e defensáveis[43].

Gestão de registos

O registo de informações exactas sobre o paciente é essencial para a medicina dentária. O registo dentário, também referido como a ficha do paciente, é o documento oficial do consultório que regista todas as informações de diagnóstico, notas clínicas, tratamentos efectuados e comunicações relacionadas com o paciente que ocorrem no consultório dentário, incluindo instruções para cuidados domiciliários e consentimento para o tratamento. A proteção das informações de saúde - e a manutenção de registos diligentes e completos - é extremamente importante por muitas razões, tais como:

Cuidados com o paciente: Os registos dos doentes documentam o curso do tratamento e podem fornecer dados que podem ser utilizados para avaliar a qualidade dos cuidados prestados ao doente.

Meios de comunicação: Os registos também proporcionam uma comunicação entre o dentista responsável pelo tratamento e qualquer outro médico que cuide desse paciente. Os registos completos e exactos fornecem informações suficientes para permitir que outro prestador de cuidados de saúde que não tenha conhecimento prévio do paciente conheça a sua experiência dentária.

Defesa de alegações de negligência: O registo dentário pode ser utilizado num tribunal para estabelecer a informação de diagnóstico que foi obtida e o tratamento que foi prestado ao paciente. Estas informações ajudam a determinar se o diagnóstico e o tratamento estão em conformidade com as normas de cuidados na comunidade.

Ajudar na identificação de uma pessoa morta ou desaparecida: Outra forma de utilização do registo dentário é ajudar a fornecer informações às autoridades judiciais competentes que ajudem na identificação de uma pessoa morta ou desaparecida. O elemento mais comum da medicina dentária forense que um médico de clínica geral pode encontrar é o fornecimento de registos ante-mortem a um odontologista forense.

Conservação e armazenamento

Normalmente, existe um requisito diferente para a conservação dos registos de crianças. Estes registos devem ser conservados durante um determinado período após a maioridade da criança.

Os registos dentários podem ser conservados em microfilme, armazenados num serviço de armazenamento de registos ou digitalizados para armazenamento eletrónico. A grande vantagem de armazenar registos eletronicamente ou em microfilme é que ocupam menos espaço do que os registos em papel. Em alguns casos, os moldes de diagnóstico e/ou tratamento podem ser fotografados e armazenados. No entanto, antes de converter completamente os registos para um destes métodos, o dentista deve consultar o seu próprio advogado e uma companhia de seguros de responsabilidade profissional.

A história clínica/dentária exacta pode fornecer informações importantes e valiosas ao dentista, antes de iniciar o tratamento. Todos os dentistas devem recolher o historial de saúde inicialmente e actualizá-lo periodicamente, conforme necessário. Os dentistas têm a responsabilidade de obter e manter o historial de saúde atual dos pacientes. É também importante que o doente compreenda as perguntas, dê as respostas adequadas e assine o formulário preenchido. Um formulário de historial de saúde constitui um ponto de partida para a equipa dentária cumprir as suas obrigações profissionais.

Os Termos de Serviço do NHS estabelecem que os registos dentários devem ser mantidos por um período de dois anos. Os Regulamentos estabelecem que os registos de tratamento, as radiografias, as fotografias e os modelos de estudo devem ser conservados após a conclusão de qualquer curso de tratamento e cuidados, ao abrigo de um acordo de cuidados continuados ou de capitação, durante este período. Existem limites temporais rigorosos para estas acções:

1. No prazo de três anos a contar da data de ocorrência da causa de pedir
2. No prazo de três anos a contar da data em que o doente teve conhecimento de que o tratamento pode ter sido negligente
3. Se uma reclamação se basear numa violação de contrato, a ação deve ser intentada no prazo de cinco anos na Escócia e de seis anos em Inglaterra e no País de Gales

Por conseguinte, é possível que uma queixa por negligência ocorra muitos anos após o acontecimento e que a conservação dos registos durante um período mínimo de dois anos seja inadequada. As organizações de defesa sugerem que os registos sejam mantidos permanentemente. Isto é muitas vezes impossível devido a restrições de espaço, pelo que o conselho dado pela organização de defesa é o seguinte:

1. Os registos de tratamento, as radiografias, os modelos de estudo e a correspondência devem ser conservados durante 11 anos após a conclusão do tratamento.
2. Para as crianças, conservação dos registos até o paciente completar 25 anos de idade.
3. Modelos ortodônticos - conservar permanentemente os modelos originais pré e pós-operatórios; eliminar quaisquer intermediários após um período de cinco anos.

A área de armazenamento destes registos deve ser segura e o acesso aos mesmos deve ser estritamente controlado. Seguindo estas diretrizes, os registos dentários de um doente estarão disponíveis sempre que forem necessários.

Utilizações forenses de registos de doentes

A medicina dentária forense é a sobreposição das profissões dentária e jurídica. O elemento mais comum da medicina dentária forense que um médico de clínica geral pode encontrar é o fornecimento de registos ante-mortem para ajudar na identificação pessoal. Os dentistas forenses são frequentemente chamados a identificar os restos mortais de indivíduos que não podem ser identificados visualmente. Isto engloba um grande número de situações, tais como restos mortais queimados, grosseiramente decompostos ou mutilados. A identificação é normalmente efectuada através da comparação de registos ante-mortem e post-mortem.

A identificação dos indivíduos falecidos é um elemento essencial no processo de certificação do óbito e é uma componente crucial na investigação de homicídios ou outras mortes suspeitas. É vital que a identificação seja rápida e exacta, tanto para as autoridades responsáveis pela aplicação da lei como para os familiares. Até que a identificação possa ser confirmada, as propriedades não podem ser liquidadas, as prestações por morte não podem ser pagas e os cônjuges sobrevivos não podem voltar a casar. Talvez o mais importante seja o facto de a identificação dos mortos ser uma componente essencial do processo de luto e uma parte necessária da dignidade humana numa sociedade civilizada.

Normalmente, os agentes da polícia responsáveis pelo caso pedirão ao dentista que forneça detalhes dos registos dentários. É preciso lembrar que os agentes da polícia não têm o direito legal de inspecionar ou retirar os registos de um paciente sem o seu consentimento. No entanto, a lei permite circunstâncias especiais e é razoável entregar o registo de um indivíduo se isso permitir a sua identificação ou exclusão. O consentimento do familiar mais próximo ou do executor da herança pode também ser solicitado, se necessário.

A disponibilidade de notas contemporâneas e claras é essencial na identificação dentária forense. Se as notas estiverem incorretamente datadas, isso pode complicar e mesmo anular uma identificação positiva. Quando é recebido um pedido de registos, todo o registo é útil, incluindo itens como prescrições laboratoriais e modelos de estudo. Muitos casos documentados utilizaram o padrão único das rugas palatinas registado num modelo de estudo ortodôntico para identificar indivíduos jovens sem restaurações dentárias.

A polícia pode requerer o acesso ao registo de um indivíduo para outro assunto criminal. Pode, por exemplo, querer ver uma agenda de consultas para estabelecer um álibi ou uma linha de tempo. Nestas circunstâncias, é necessário um mandado se o doente não concordar com a divulgação, uma vez que se pode argumentar que a divulgação de notas neste caso não é do interesse do doente.

CAPÍTULO 6. O PAPEL DA SALIVA

A saliva tem sido proposta para a monitorização dos níveis sistémicos de fármacos. Um pré-requisito fundamental para esta aplicação diagnóstica da saliva é uma relação definível entre a concentração de um fármaco terapêutico no sangue e a concentração na saliva. Apenas a fração não ligada do fármaco no soro está disponível para difusão na saliva, e esta fração não ligada de um fármaco é normalmente a fração farmacologicamente ativa. Isto pode representar uma vantagem da monitorização do fármaco na saliva em comparação com a monitorização do fármaco no soro, onde podem ser detectadas as fracções ligadas e não ligadas de um fármaco.

De particular interesse é a utilização da saliva para a avaliação do consumo de drogas ilícitas. Após o consumo de drogas, o aparecimento da droga na saliva segue um curso de tempo semelhante ao do soro. A presença de drogas ilícitas, e não a sua concentração, é normalmente suficiente para fins forenses.

A saliva pode ser encontrada em vítimas de vários crimes violentos. A saliva pode ser potencialmente recuperada de marcas de mordidelas, pontas de cigarro, selos postais, envelopes e outros objectos. As manchas de saliva seca são invisíveis, tornando difícil o seu reconhecimento e recolha. No entanto, a presença de saliva pode ser confirmada através do ensaio da amilase. Durante o processo de mordedura, a saliva é depositada na pele ou na superfície do objeto em quantidade suficiente para permitir a tipagem do ácido desoxirribonucleico (ADN). A reação em cadeia da polimerase (PCR) permite a replicação de milhares de cópias de uma sequência específica de ADN in vitro, possibilitando o estudo de pequenas quantidades de ADN.

A saliva oferece algumas vantagens distintas quando utilizada para o diagnóstico de doenças. A saliva inteira pode ser recolhida de forma não invasiva e por indivíduos com formação limitada, incluindo o doente. Não é necessário qualquer equipamento especial para a recolha do fluido. É útil para as crianças, uma vez que a recolha do fluido está associada a menos problemas de adesão. Além disso, a análise da saliva pode constituir uma abordagem eficaz em termos de custos para o rastreio de grandes populações. Os avanços na utilização da saliva como fluido de diagnóstico foram afectados pelos actuais desenvolvimentos tecnológicos: técnica de fluorescência ligada a enzimas, ensaios Western blot e reação em cadeia da polimerase (PCR).[45]

CAPÍTULO 7. AVANÇOS RECENTES

As ciências forenses têm utilizado a tecnologia CAD/CAM para ajudar na reconstrução tridimensional (3-D) de investigações de cenas de crime.[38] A tecnologia ainda está a dar os primeiros passos, mas oferece uma enorme visão e evidência para o campo forense. A aplicação do CAD/CAM na medicina dentária forense deve ser realizada.
A tecnologia CAD/CAM tem o potencial de ajudar a disciplina de medicina dentária forense na identificação e confirmação da identidade de um indivíduo. São necessários aperfeiçoamentos no hardware, software e parâmetros do operador para oferecer resultados simples mas exactos. A disponibilização de mais uma ferramenta ao dentista forense poderá proporcionar uma maior precisão na confirmação objetiva da identidade dos indivíduos.

ESTUDO DE CASO[46]

Foi investigado um caso clínico sobre a possibilidade de utilizar a tecnologia CAD/CAM em consultório atualmente estabelecida para ajudar a recriar um registo ante-mortem e compará-lo com um registo post-mortem traumático. O indivíduo neste estudo permanece vivo e bem, e a consideração post-mortem é apenas hipotética.
Foi utilizado um Q-Tray (Research Driven) com Template para obter uma impressão segmentar do terceiro quadrante. A impressão foi vertida em pedra, separada e depois repetida para criar 2 modelos idênticos. Um modelo foi posto de lado e mantido intacto e serviu como registo ante-mortem. O segundo modelo foi colocado num saco de plástico branco e batido com um martelo convencional. O saco branco assegurava o

carácter aleatório e o impacto do martelo representava o traumatismo. O modelo foi retirado e serviu como registo post-mortem.

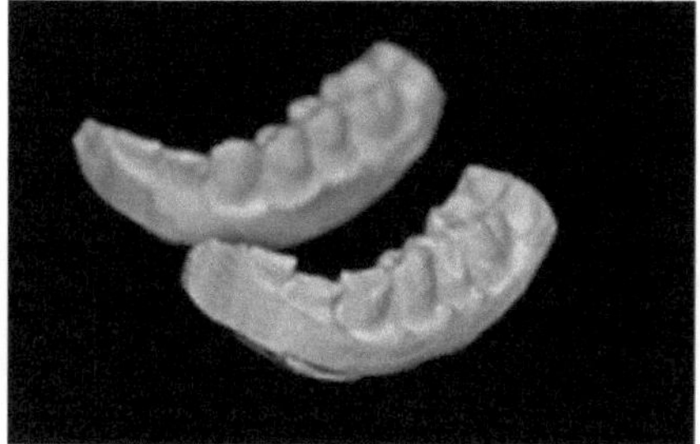

Modelos ante-mortem e post-mortem

Foi utilizada uma unidade E4D CAD/CAM no consultório (E4D Technologies) para digitalizar todo o molde post mortem.

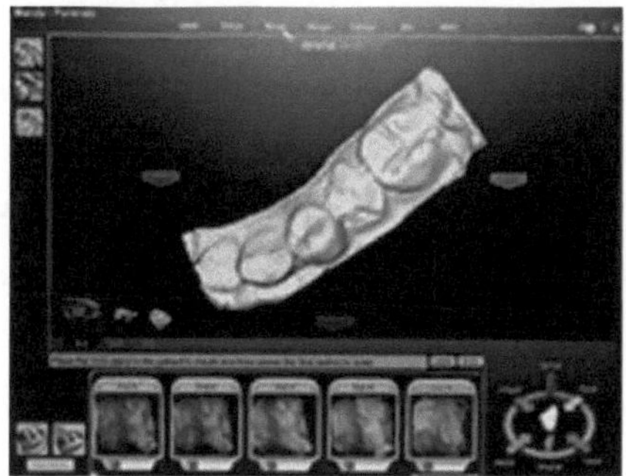

Molde post mortem digitalizado

As margens das estruturas dentárias danificadas foram delineadas.

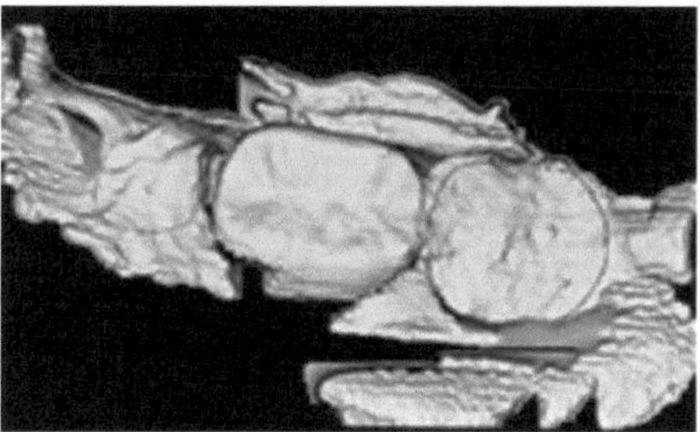

Delineação das estruturas dentárias

Foram alterados os parâmetros das configurações e foi executada a morfogénese. A alteração dos parâmetros e a capacidade morfogénica representaram uma grande componente da investigação , uma vez que o resultado morfológico era o fator limitante. A morfogénese produziu um modelo 3-D dos dentes, gerado por computador, em que as partes em falta foram recriadas pelo software.

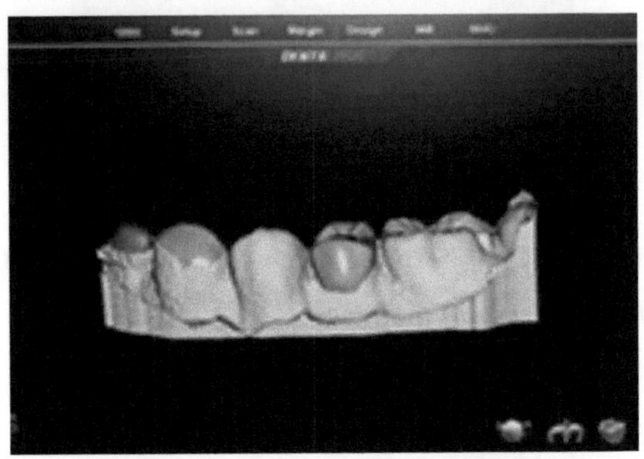

Morfogénese das estruturas dentárias

Uma vez obtido o desenho da estrutura dentária, a imagem foi enviada para a máquina de fresagem (E4D Technologies). Foi utilizado um bloco de fresagem Paradigm MZ100 (3M ESPE) (resina composta optimizada) para fresar as porções projectadas do dente que foram perdidas devido a danos. Uma questão de investigação era se uma unidade de consultório poderia ou não fresar as porções. Foi selecionado um bloco de resina composta como material de escolha, uma vez que podia ser fresado em pormenor sem queima.

Uma vez que as porções foram fresadas com sucesso, as secções foram experimentadas e encaixadas no molde post-mortem. Os segmentos foram aderidos ao molde utilizando um cimento de resina epóxi convencional.

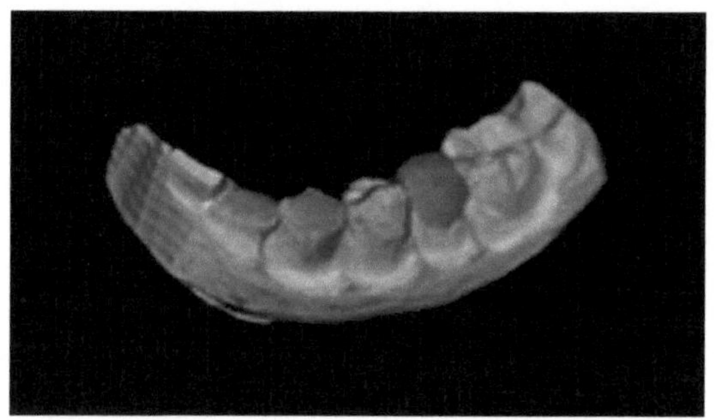

Modelo Post-Mortem reconstruído

Resultados

Quantitativo

Os moldes ante-mortem e post-mortem foram medidos com um paquímetro digital em 3 dimensões: oclusal-gengival, vestibular-lingual e mesial-distal. A medição vertical foi efectuada a partir da margem gengival ou do bordo inferior do molde. Os pontos de referência de medição do molde eram idênticos em ambas as amostras, uma vez que o pour-up utilizou a mesma impressão.

Table 1. Antemortem Cast Measurements (in Millimeters)

	Gingival-Occlusal	Buccal-Lingual	Mesial-Distal
Tooth 32	6.52	7.29	6.19
Tooth 33	9.61	8.09	7.27
Tooth 35	9.47	9.32	7.28

Table 2. Postmortem Cast Measurements (in Millimeters)			
	Gingival-Occlusal	Buccal-Lingual	Mesial-Distal
Tooth 32	5.59	7.36	6.39
Tooth 33	9.69	8.25	7.4
Tooth 35	7.99	9.26	7.27

Qualitativo

A comparação subjectiva foi conseguida através da utilização de fotografia digital infravermelha monocromática (IR) (720 nm) das vistas oclusal, facial e lingual.

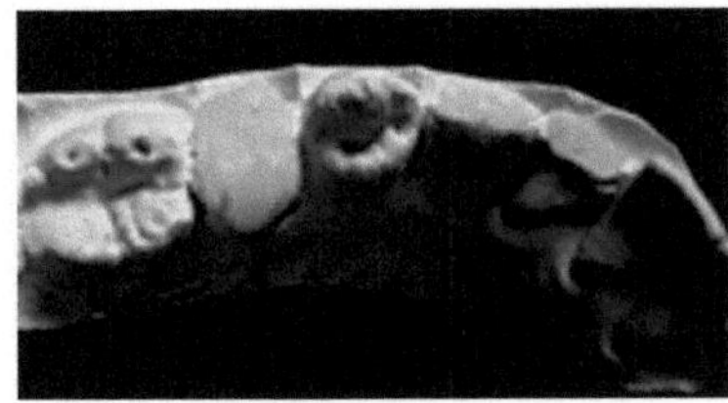

Occlusal View

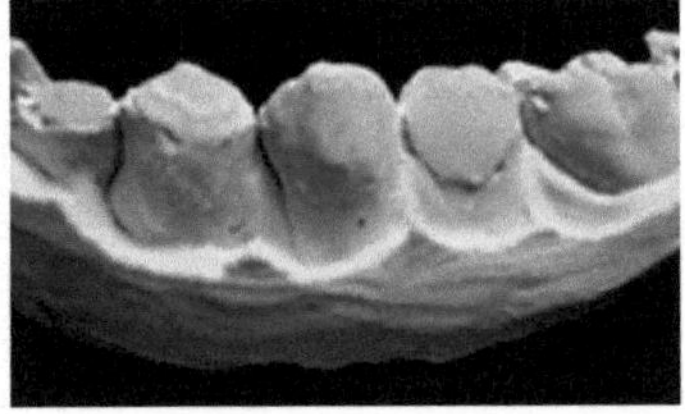

Facial View

As imagens dos moldes ante-mortem e post-mortem foram então redimensionadas para se aproximarem uma da outra. As imagens post-mortem foram reduzidas a 50% de opacidade e sobrepostas à imagem ante-mortem.

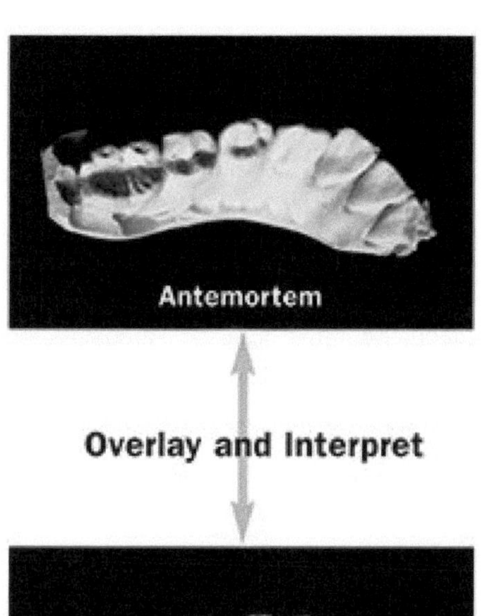

Uma imagem composta, utilizando um valor médio de cada um, foi então processada para criar uma imagem média dos 2 modelos.

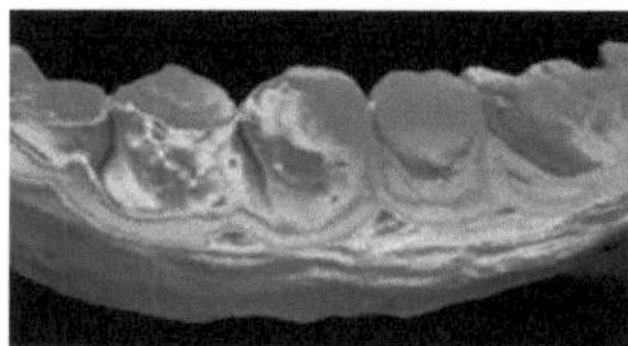

Imagem de compósito Vista facial

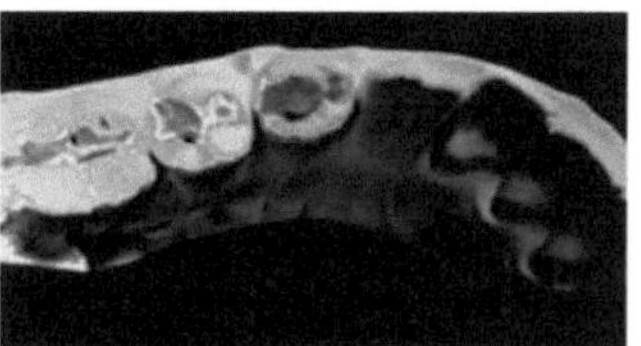

Imagem composta Vista oclusal

Discussão

As variações qualitativas da fotografia IR indicaram que a anatomia oclusal estava ausente na reconstrução post-mortem. A redução da altura oclusal alterou as dimensões gerais da morfologia dentária. A morfologia facial do modelo post-mortem também apresentava falta de altura adequada. O canino estava ausente de desgaste relacionado com a idade. Da mesma forma, a morfologia lingual carecia de altura oclusal.

As imagens compostas representavam uma média dos moldes ante-mortem e post-mortem. A vista facial ainda representava um pormenor inadequado com base na altura oclusal. A vista oclusal representou uma aproximação muito próxima do registo ante-mortem.

Seriam necessários mais estudos para alterar os algoritmos do software e modificar a morfogénese para acomodar registos segmentares, idade e parafunção para estabelecer um plano oclusal adequado. Seriam necessárias amostras maiores para comparar e validar a aplicação da tecnologia. Considerações sobre trabalhos futuros poderiam explorar a utilização de CBCT para gerar dados relativos a tecidos dentários, ósseos e moles para criar um registo ante-mortem virtual tridimensional.

Conclusão do estudo

Como um estudo de caso único, o objetivo deste trabalho foi explorar o potencial da utilização da tecnologia no consultório para oferecer mais uma ferramenta ao dentista forense.

Se a identificação de um indivíduo for necessária e não houver outros meios para oferecer assistência, esta abordagem pode oferecer um ponto de partida para inventariar os restauros existentes para identificação individual, especialmente em casos de catástrofes em massa e de pessoas desaparecidas.

CAPÍTULO 8. ÂMBITO DO FUTURO

Nos últimos tempos, a odontologia forense evoluiu como um novo raio de esperança na assistência à medicina forense. Trata-se de uma ciência relativamente jovem da medicina dentária e ainda está a dar os primeiros passos na Índia, ao passo que noutros países desenvolvidos adquiriu o estatuto de um ramo reconhecido da medicina dentária na medicina legal. Na Índia, são muito poucos os odontologistas forenses qualificados. Por isso, deve ser feita uma tentativa para reforçar a sensibilização entre os dentistas sobre o papel dos dentistas na identificação de pessoas e para despertar a responsabilidade social de manter registos dentários de todos os pacientes. Isto é muito essencial para a identificação de pessoas em caso de catástrofe.[15]

Considerando o valor social e prático da marcação de próteses, há uma necessidade urgente de marcação de próteses pelos membros da equipa dentária envolvidos no fornecimento de próteses ao público. Para atingir este objetivo, são oferecidas as seguintes recomendações[14]:

1. É urgentemente necessária uma formação ao nível da licenciatura sobre o valor social e forense da marcação de próteses dentárias.
2. A prática da marcação de dentaduras em todas as instituições de ensino deve ser iniciada imediatamente.
3. Devem ser efectuadas mais investigações para melhorar e simplificar os métodos de etiquetagem das próteses.

4. As associações dentárias devem encontrar formas mais eficazes de promover a prática da etiquetagem de próteses no seio da profissão dentária e da comunidade.

No futuro, é também provável que assistamos a uma maior utilização da saliva como fluido de diagnóstico. À medida que entramos na era da medicina genómica, a sialoquímica desempenhará um papel cada vez mais importante na deteção precoce, monitorização e progressão de doenças sistémicas e orais.[45]

A tecnologia CAD/CAM tem o potencial de ajudar a disciplina de medicina dentária forense na identificação e confirmação da identidade de um indivíduo. São necessários aperfeiçoamentos no hardware, software e parâmetros do operador para oferecer resultados simples mas exactos. Fornecer ao dentista forense outra ferramenta poderia proporcionar maior precisão na confirmação objetiva da identificação de indivíduos.[46]

CAPÍTULO 9. CONCLUSÃO

As principais razões para não marcar as dentaduras são o custo, a falta de conhecimento dos vários métodos e a crença de que é de pouca importância. Escusado será dizer que o valor da marcação de dentaduras é imenso quando é necessária a identidade positiva de um indivíduo. Os odontologistas forenses de todo o mundo sublinharam este facto. Assim, é necessária uma estrutura adequada no âmbito da educação dentária para assegurar que tanto os estudantes de medicina dentária como os técnicos de prótese dentária sejam expostos a metodologias de marcação de próteses. É necessário oferecer aos doentes um sistema de marcação de próteses esteticamente adequado que seja também barato e permanente.[29]

Além disso, a identificação dentária forense depende em grande medida da disponibilidade de registos ante-mortem. Por conseguinte, é da responsabilidade social de cada dentista manter registos dentários dos seus pacientes para ajudar na identificação em caso de desastre.[22]

REFERÊNCIAS

1) Anehosur GV, Acharya AB, Nadiger RK. Usefulness of patient photograph as a marker for identifying denture-wearers in India (Utilidade da fotografia do paciente como marcador para identificar utilizadores de próteses na Índia). Gerodontology. 2010;27:272-7.

2) Thomas J, Muruppel AM, N Dinesh, Gladstone S, George N. Dentaduras na identificação forense - uma revisão dos métodos e benefícios. J Adv Med Dent Scie 2014;2(1):85-94.

3) Brown KA. Estudos em Odontologia Forense, Faculdade de Medicina Dentária, Universidade de Adelaide. 2008

4) Yadav G, Singh SV. Odontologia forense - registos, implicações e limitações. Jornal da Academia Indo-Pacífica de Odontologia Forense 2011; 2(1).

5) Gosavi S e Gosavi S. Odontologia forense: A prosthodontic view. J Forensic Dent Sci. 2012; 4(1): 38-41.

6) Goldstein M, Sweet DJ, Wood RE. Um dispositivo de posicionamento de espécimes para identificação radiográfica dentária: considerações sobre a geometria da imagem. J Forensic Sci 1998;43:185-9.

7) Murray J. Prevention of oral disease. Oxford University Press; 1986.

8) Pretty IA, Sweet D. A look at forensic dentistry-Parte 1: O papel dos dentes na determinação da identidade humana. Br Dent J. 2001;190:359-66.

9) Diretrizes de identificação de cadáveres. Conselho Americano de Odontologia Forense Inc. J Am Dent Assoc 1994;125:1244-54.

10) Sanyal PK, Badwaik P. Métodos para a identificação de dentaduras completas. Revista Popular de Investigação Científica 2011;4(2): 61-64.

11) Ellie Williams. A Career in Forensic Dentistry (Uma Carreira em Odontologia Forense). Demand Media. http://everydaylife.globalpost.com/career-forensic-dentistry-10257.html

12) Dr. R.K. Gorea. A odontologia forense e o seu futuro na Índia. http://www.dentaltrendz.org/view_article.php?id=74

13) Stefanescu CL, Popa MF, Candea LS, Parlica I. Estudo sobre métodos de identificação dentária forense através da etiquetagem de restaurações protéticas. Rom J Leg Med 2015;23;37-42.

14) Datta P e Sood S. Os vários métodos e benefícios da etiquetagem de dentaduras. J Forensic Dent Sci. 2010; 2(2): 53-58.

15) Chandra Shekar B R, Reddy C. Papel do dentista na identificação de pessoas. Indian J Dent Res 2009;20:356-60.

16) Fixot RH. Como envolver-se na odontologia forense. Dent Clin North Am 2001;45: 417-26.

17) Barsley RE. Questões forenses e legais no diagnóstico oral. Dent Clin North Am 1993;37:133-56.

18) Bruce-Chwatt RM. Journal of Forensic and Legal Medicine 2010;17(3): 127130.

19) Dayal PK. Textbook of forensic odontology (Livro-texto de odontologia forense). 1 st ed. Paras Medical Publisher; 1998.

20) Alexander PM, Taylor JA, Szuster FS, Brown KA. An assessment of attitudes to, and extent of, the practice of denture marking in South Australia. Aust Dent J. 1998;43:337-41.

21) Diretrizes de identificação da ABFO 2006. www.abfo.org.id-bitemark- guidelines

22) Bali SK, Naqash TA, Abdullah S, Mir S, Nazir S, Yaqoob A. Métodos de identificação de dentaduras: A Review. Int J Health Sci Res 2013; 3(4): 100-104.

23) Stavrianos CH, Petalotis N, Metska M, Stavrianou I, Papadopoulos CH. O valor da marcação de identificação em dentaduras. Balk J Stom. 2007;11:212-6.

24) Germishuys JJ. Investigação de acidentes aéreos. http://www.desastres.unanleon.edu.ni/pdf/2003/enero/pdf/eng/doc1953/doc195 3-7c.pdf

25) Richmond R, Pretty IA. Métodos contemporâneos de rotulagem de próteses dentárias - Uma revisão da literatura. J Forensic Sci. 2006;51:1120-6.

26) Matsumura H, Shimoe S, Nagano K, Tanoue N. Código telefónico internacional utilizado para identificação da cidadania numa prótese dentária. J Oral Sci. 2007;49:337-40.

27) Kumar S, Banerjee S, Dwivedi D, Gupta G, Banerjee A. Personal identification using complete dentures. Jornal Internacional de Dentisteria Protética e Dentisteria Restauradora. 2011; 1(2): 132-135.

28) Chaturvedi TP, Upadhayay SN. Uma visão geral da degradação do material ortodôntico na cavidade oral. Indian J Dent Res. 2010;21:275-84.

29) Stavrianos C, Stavrianou I, Kafas P. Sistema de identificação de dentaduras baseado nas diretrizes suecas: Um aspeto forense. Internet J Forensic Sci. 2008;3.

30) Borrman HI, DiZinno JA, Wasén J, René N. Sobre a marcação de dentaduras. J Forensic Odontostomatol. 1999;17:20-6.

31) Ling BC, Nambiar P, Low KS, Lee CK. Etiquetagem de identificação a laser de vapor de cobre em dentaduras e restaurações metálicas. J Forensic Odontostomatol. 2003;21:17-22.

32) Mahoorkar S e Jain A. Denture identification using unique identification authority of India barcode (Identificação de próteses utilizando um código de barras único da autoridade de identificação da Índia). J Forensic Dent Sci 2013; 5(1): 60-63.

33) Ryan LD, Keller JB, Rogers DE, Schaeffer L. Barra em T de resina acrílica transparente utilizada na identificação de próteses. J Prosthet Dent. 1993;70:189-90.

34) Madrid C, Korsvoid T, Rochat A, Abarca M. Identificação por radiofrequência (RFID) de próteses dentárias em instalações de cuidados prolongados. J Prosthet Dent 2012;107:199- 202.

35) Richmond R, Pretty IA. Uma série de experiências de assalto post-mortem realizadas numa variedade de etiquetas de dentaduras utilizadas para efeitos de

identificação de indivíduos edêntulos. J Forensic Sci. 2009;54:411-4.
36) Wilson DF, Kolbinson D. The heat resistance of a data encoded ceramic microchip identification system. Am J Forensic Med Pathol. 1983;4:209-15.
37) Raymond R, Pretty IA. A utilização de etiquetas de identificação por radiofrequência para etiquetar dentaduras - propriedades de digitalização. J Forensic Sci. 2009;54:664-8.
38) Colvenkar SS. Cartão lenticular: Um novo método de identificação de próteses. Indian J Dent Res. 2010;21:112-4.
39) Agülolu S, Zortuk M, Beydemi K. Código de barras para próteses dentárias: Um novo horizonte. Br Dent J. 2009;206:589-90.
40) El-Gohary. Um novo sistema de etiquetagem de dentaduras como registo ante-mortem para identificação forense. Mansoura J. Forensic Med. Clin. Toxicol. 2009; 17(2).
41) MacEntee MI, Campbell T. Identificação pessoal utilizando próteses dentárias. J Prosthet Dent 1979; 41: 377-80.
42) Berry FA, Logan GI, Plata R, Riegel R. Uma técnica pós-fabricação para identificação de dispositivos protéticos. J Prosthet Dent 1995;73:341-3.
43) Charangowda BK. Registos dentários: Uma visão geral. J Forensic Dent Sci. 2010; 2(1): 5-10.
44) Princípios de Ética e Código de Conduta Profissional da ADA, Conselho de Ética, Estatutos e Assuntos Judiciais, Associação Dentária Americana. J Am Dent Assoc.1981;102(5):680-2.
45) Mittal S, Bansal V, Garg S, Atreja G, Bansal S. The diagnostic role of Saliva - A Review. J Clin Exp Dent. 2011;3(4):e314-20.
46) Les Kalman. O papel do CAD/CAM na área forense. Denstistry Today. 2013. http://www.dentistrytoday.com/technology/9718-role-for-cadcam-in-forensics

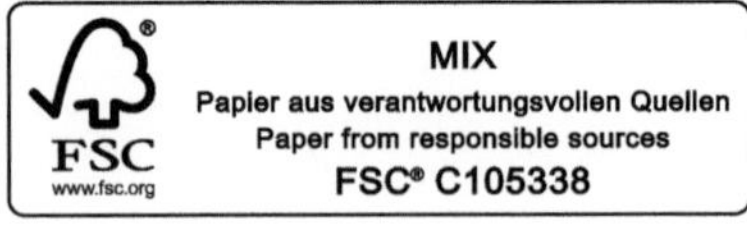

Printed by Books on Demand GmbH, Norderstedt / Germany